Von der wissenschaftlichen Fragestellung zur Publikation

1. Auflage

Dr. med. Uzung Yoon, MPH
Department of Surgery
New York Hospital Queens, New York, USA
Affiliate: Weill Medical College of Cornell University

Berlin School of Public Health
Medizinische Hochschule Hannover

ELSEVIER
URBAN & FISCHER

URBAN & FISCHER München

Zuschriften an:
Elsevier GmbH, Urban & Fischer Verlag, Hackerbrücke 6, 80335 München

Wichtiger Hinweis für den Benutzer
Die Erkenntnisse in der Medizin unterliegen laufendem Wandel durch Forschung und klinische Erfahrungen. Herausgeber und Autoren dieses Werkes haben große Sorgfalt darauf verwendet, dass die in diesem Werk gemachten therapeutischen Angaben (insbesondere hinsichtlich Indikation, Dosierung und unerwünschter Wirkungen) dem derzeitigen Wissensstand entsprechen. Das entbindet den Nutzer dieses Werkes aber nicht von der Verpflichtung, anhand weiterer schriftlicher Informationsquellen zu überprüfen, ob die dort gemachten Angaben von denen in diesem Werk abweichen und seine Verordnung in eigener Verantwortung zu treffen.
Für die Vollständigkeit und Auswahl der aufgeführten Medikamente übernimmt der Verlag keine Gewähr.
Geschützte Warennamen (Warenzeichen) werden in der Regel besonders kenntlich gemacht (®). Aus dem Fehlen eines solchen Hinweises kann jedoch nicht automatisch geschlossen werden, dass es sich um einen freien Warennamen handelt.

Bibliografische Information der Deutschen Nationalbibliothek
Die Deutsche Nationalbibliothek verzeichnet diese Publikation in der Deutschen Nationalbibliografie; detaillierte bibliografische Daten sind im Internet über http://www.d-nb.de/ abrufbar.

1. Auflage 2013

Der Urban & Fischer Verlag ist ein Imprint der Elsevier GmbH.

14 15 16 17 5 4 3 2 1

Um den Textfluss nicht zu stören, wurde bei Patienten und Berufsbezeichnungen die grammatikalisch maskuline Form gewählt. Selbstverständlich sind in diesen Fällen immer Frauen und Männer gemeint.

Planung und Lektorat: Inga Schickerling, Bettina Lunkt Dr. med. Constance Spring
Herstellung: Elisabeth Märtz, Ulrike Schmidt
Satz: abavo GmbH, Buchloe/Deutschland; TnQ, Chennai/Indien
Druck und Bindung: Printforce, Alphen/NL
Umschlaggestaltung: Spiesz Design, Neu-Ulm

ISBN Print 978-3-437-31612-8
ISBN e-Book 978-3-437-31613-5

Aktuelle Informationen finden Sie im Internet unter **www.elsevier.de** und **www.elsevier.com**.

Vorwort

Viele klinische Entscheidungen sowie Leitlinien werden auf der Grundlage von klinischen Studien getroffen. Um diese Studien zu verstehen und auch kritisch beurteilen zu können ist ein grundlegendes Verständnis von Epidemiologie und Statistik von besonderer Bedeutung.
Dieses Buch stellt die wichtigsten Begriffe und Kenntnisse dieses Gebietes aus medizinischer Sicht verständlich dar. Die zahlreichen, sehr klinisch orientierten Beispiele und Zeichnungen sollen das Verständnis erleichtern und den Bezug zu Klinik und Praxis verdeutlichen. Darüber hinaus soll dieses Buch einen umfassenden Überblick über epidemiologische Studien darstellen und auch bei der Durchführung eigener Studien als Leitfaden dienen.
Weiterhin soll es Ärzten, Doktoranden aber auch Studenten ermöglichen, einen Überblick über die wichtigsten Grundlagen der Epidemiologie und Statistik zu erlangen. Das Buch ist aber auch als Nachschlagewerk für Ärzte und Gesundheitsexperten aus verschiedensten Fachrichtungen geeignet, die sich schnell orientieren möchten. Wer sein Fachwissen vertiefen möchte, sei auf die umfangreiche weiterführende Fachliteratur verwiesen.

Folgenden Kollegen verdanke ich wertvolle ergänzende Hinweise

Athanasios Magkidis	Institut für Diagnostische Radiologie, Klinikum Bielefeld Mitte
Dr. med. Dejan List	Kinder- und Jugendmedizin, Kinderkrankenhaus auf der Bult, Hannover
Lai Lai Kwok	School of General Studies, Columbia University, New York, USA
Dr. med. Mau-Thek Eddy	Klinik für Augenheilkunde, Universitätsklinikum Hamburg-Eppendorf
Dr. med. Monika Theis	Anästhesiologie, Krankenhaus Bad Doberan, Hohenfelde
Dr. med. Philipp Jungebluth	ACTREM, Karolinska Institutet, Stockholm, Schweden
Sebastian Witt	Allgemeinmedizinische Gemeinschaftspraxis, Braunschweig
Dr. Ing Zizung Yoon	Technische Universität Berlin

Gewidmet meinen Eltern

Professor Dr. phil. B.T. Yoon
Mag. phil. Y.S. Kang

Abbildungs- und Tabellenverzeichnis

Abbildungsnummer	Urheber
2.3	Wilkins T, Gillies RA, Davies K. EMBASE versus MEDLINE for family medicine searches: can MEDLINE searches find the forest or a tree? Can Fam Physician. 2005 Jun;51:848-9
5.11	Schulz KF, Altman DG, Moher D, for the CONSORT Group. CONSORT 2010 Statement: updated guidelines for reporting parallel group randomised trials. J Clin Epi 2010;Aug;63(8):834-40
Tabellennummer	**Urheber**
5.5	cochrane.org
5.6, 5.7, 5.8	Glanville, J. M. et al.: How to identify randomized controlled trials in MEDLINE: ten years on. In: Journal of the Medical Library Association. Medical Library Association, Volume 94, Issue 2, S.130-136, April 2006
5.9	Schumacher, M. & Gulgen, G.: Methodik Klinischer Studien - Methodische Grundlagen der Planung, Durchführung und Auswertung (Statistik und ihre Anwendungen), 3. Aufl. 2008, ISBN 978-3-540-85135-6, Springer Verlag
5.10	Schumacher, M. & Gulgen, G.: Methodik Klinischer Studien - Methodische Grundlagen der Planung, Durchführung und Auswertung (Statistik und ihre Anwendungen), 3. Aufl. 2008, ISBN 978-3-540-85135-6, Springer Verlag
5.13	Cox, R.: Evidence-Based Practice in Provision of Amplification. In: Journal of the American Academy of Audiology. American Academy of Audiology, Volume 16, Issue 7, S. 419-435, Juli-August 2005
6.2	Beywl, Wolfgang/Schepp-Winter, Ellen (2000): Zielgeführte Evaluation von Programmen: ein Leitfaden. Materialien zur Qualitätssicherung in der Kinder- und Jugendhilfe. Bundesministerium für Familie, Senioren, Frauen und Jugend. Heft Qs 29 September 2000, Kap. 3.5.2
8.3	Jaeschke R, Guyatt GH, Sackett DL: Users' guides to the medical literature. III. How to use an article about a diagnostic test. B. What are the results and will they help me in caring for my patients? The Evidence-Based Medicine Working Group.JAMA. 1994 Mar 2;271(9):703-7
8.6	Cronbach, L. J.: Coefficient alpha and the internal structure of tests. In: Psychometrika. Springer, Volume 16, Issue 3, S. 297-334, September 1951
8.7	Cohen, Jacob: A coefficient of agreement for nominal scales. In: Educational and Psychological Measurement. SAGE Publications, Volume 20, Issue 1, S.37–46, 1960
9.2	Delgado-Rodríguez M., Llorca J.: Bias. In: Journal of Epidemiology & Community Health. BMJ Publishing Group Ltd., Volume 58, Issue 8, S. 635-641, August 2004
10.4	Hopewell S., Clarke M., Moher D., Wager E., Middleton P., Altman D. G., Schulz K. F., for the CONSORT Group: CONSORT for reporting randomised trials in journal and conference abstracts. In: The Lancet. Elsevier, Volume 371, Issue 9609, S. 281-283, Januar 2008
12.1	Timmer A., Sutherland L. R. , Hilsden R. J.: Development and evaluation of a quality score for abstracts. In: BMC Medical Research Methodology. BioMed Central Ltd., Volume 3, S. 2, Februar 2003

Inhaltsverzeichnis

1 Einleitung

1.1 Bedeutung von Epidemiologie und Statistik in der Medizin

Die Entscheidungen die im klinischen Alltag getroffen werden, sind mit einer gewissen Unsicherheit verbunden. Das liegt daran, dass medizin-biologische Abläufe nicht nur den naturwissenschaftlichen Gesetzen sondern auch dem Zufall unterliegen. Daher ist zwar eine Schätzung, aber keine exakte Berechnung medizin-biologischer Abläufe möglich. Auch spielen in der Biologie besonders bei der Entstehung von Erkrankungen zahlreiche Faktoren eine Rolle. Viele der Faktoren sind wiederum nicht berechenbar oder gar nicht erst erkennbar.
Zum Beispiel behandelt ein Arzt zwei Patienten mit derselben Therapie, beobachtet aber unterschiedliche Ergebnisse. Auch kann es im Einzelfall zu extrem abweichenden oder unerwarteten Ereignissen kommen. Epidemiologie und Statistik dienen im Wesentlichen dazu, zunächst eine allgemein gültige Aussage abzuleiten. Diese bildet dann die theoretische Grundlage für das Handeln des klinisch praktizierenden Arztes.

1.2 Klinische Studien in der Medizin

Klinische Studien sind die Grundlage der evidenzbasierten Medizin. Nicht nur die in der Klinik getroffenen Therapie-Entscheidungen, sondern auch die Aufklärung von Patienten über Überlebenschancen oder Therapieerfolgsraten beruhen auf Studien.
In der Medizin werden Studien meistens als Beobachtungs- oder Interventionsstudien durchgeführt, die auf epidemiologischer Forschung und Datenerhebung basieren. Die Ergebnisse werden durch statistische Analyseverfahren ausgewertet und zusammengestellt. Anhand dieser Ergebnisse werden klinische Einzelfall-Entscheidungen getroffen oder auch Leitlinien für bestimmte Therapiemaßnahmen erstellt.
Jeden Tag werden über 5.000 neue Studien in elektronischen Datenbanken veröffentlicht. Damit ist die Anzahl der Studien sowie die Informationszunahme gewaltig.

Von der wissenschaftlichen Fragestellung zur Publikation. http://dx.doi.org/10.1016/B978-3-437-31612-8.00001-8

2 Grundlagen der evidenzbasierten Medizin

2.1 Evidenzbasierte Medizin

2.1.1 Evidenzbasierte Medizin (EbM)

Nach der evidenzbasierten Medizin werden Entscheidungen auf der Grundlage von nachgewiesener Wirksamkeit getroffen. Die Beurteilung der Wirksamkeit erfolgt durch statistische Verfahren auf der Grundlage klinischer Studien (z. B. randomisiert kontrollierte Studien, Kohortenstudien, Fall-Kontroll-Studien). Der Begriff wurde Anfang der 90er Jahre von Gordon Guyatt und David Sackett an der McMaster University, Hamilton, Kanada, eingeführt. Im deutschen Sprachraum prägte sich das Konzept erstmals 1995 ein.

2.1.1.1 Definition

Zitat

Evidence-based medicine is the conscientious, explicit and judicious use of current best evidence in making decisions about the care of the individual patient. It means integrating individual clinical expertise with the best available external clinical evidence from systematic research.

(David Sackett)

Die offizielle deutsche Übersetzung dazu lautet:

Evidenzbasierte Medizin ist der gewissenhafte, ausdrückliche und vernünftige Gebrauch der gegenwärtig besten externen, wissenschaftlichen Evidenz für Entscheidungen in der medizinischen Versorgung individueller Patienten. Die Praxis der evidenzbasierten Medizin bedeutet die Integration individueller klinischer Expertise mit der bestverfügbaren externen Evidenz aus systematischer Forschung.

(David Sackett)

Von der wissenschaftlichen Fragestellung zur Publikation. http://dx.doi.org/10.1016/B978-3-437-31612-8.00002-X

Die Evidenz alleine beeinflusst nicht die klinische Entscheidung. Die volle Kombination aus den drei Komponenten Arzt, Patient und Evidenz bildet die evidenzbasierte Medizin.

- **Arzt:** individuelle klinische Erfahrung
- **Patient:** individuelles Problem, Patientenwille und Präferenzen
- **Evidenz:** beste verfügbare Evidenz die aus wissenschaftlichen Studien generiert wurde

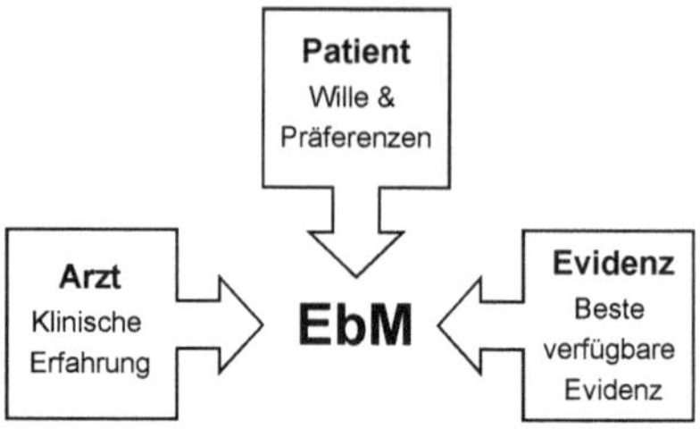

Abb. 2.1 Komponenten der evidenzbasierten Medizin

2.1.1.2 Voraussetzung für die evidenzbasierte Medizin

- Literatur darf nicht selektiert werden (z. B. durch Studien-Finanzierer, Journal, Bibliothek).
- Literatur muss transparent sein.
  - Welches theoretische Vorwissen des Verfassers war vorhanden?
  - Welche Methoden und analytischen Verfahren wurden verwendet?
  - Gab es Faktoren, die eventuell einen Einfluss auf die Studie hatten (z. B. Finanzierung)?
- Ein zeitlich unabhängiger Zugang zur Literatur muss möglich sein.

Zitat

"Neu und wesentlich für die EbM ist jedoch der strukturierte und systematische Zugang, mit dem eine möglichst transparente, zeitnahe und unverzerrte Berücksichtigung von Studienergebnissen erreicht werden soll."

Cochrane Collaboration

2.1.2 Vorgehensweise von EbM im klinischen Alltag

1. Forschungsfrage	• Es wird eine klinische Frage aus dem Problem des Patienten formuliert
2. Relevante Literatur identifizieren	• Es wird nach der besten verfügbaren Evidenz gesucht (Bibliotheken, Datenbanken, Fachzeitschriften)
3. Bewertung der Evidenz und Selektion	• Die Anwendbarkeit und die klinische Relevanz der identifizierten Evidenz wird geprüft
4. Umsetzung	• Die neue Evidenz (z.B. Therapie) wird in Abstimmung mit der eigenen klinischen Erfahrung und den Präferenzen des Patienten umgesetzt
5. Evaluation	• Kritische Evaluation der umgesetzten Leistung (z.B. Therapie)

Modifiziert nach Sackett et al 2000

Abb. 2.2 Vorgehensweise von evidenzbasierter Medizin

2.1.3 Nachteile der evidenzbasierten Medizin

- Evidenz hängt immer von der Betrachtungsperspektive ab. Daher gibt es keine eindeutige Evidenz
- Evidenzbasierte Medizin ist sehr selektiv und es gibt Forschungslücken
  - Nicht jede Forschung wird publiziert
  - Fachzeitschriften selektieren Studien für die Publikation
  - Die Evidenz (Studien) ist nicht immer frei zugänglich
  - Forschungen gehen einem gewissen Trend nach (Medikamente, Krankheit)
  - Seltene Erkrankungen werden weniger erforscht
- Schlechte Studien verfälschen die Evidenz
  - Es werden Studien publiziert, die nicht den epidemiologischen und biometrischen Standards entsprechend durchgeführt wurden
  - Studien mit fehlerhaftem Studiendesign werden publiziert
  - Finanzierungen können das Ergebnis einer Studie beeinflussen
  - Es gibt Fälschung, Plagiate und Mehrfachpublikationen
- EbM ist teuer und langsam
- EbM kann Gesundheitsausgaben kontrollieren (verschwenden oder vorbehalten)
- Die Wirtschaftlichkeit von EbM als System ist nicht belegt

Info

David Sackett
Kanadischer Mediziner und einer der Pioniere der evidenzbasierten Medizin an der McMaster University in Hamilton (Ontario). David Sackett gründete dort 1967 die erste Universitätsabteilung für Klinische Epidemiologie.
Gordon Guyatt
Mediziner und Professor für klinische Epidemiologie und Biostatistik an der McMaster University in Hamilton (Ontario). Der Begriff „evidenzbasierten Medizin" wurde von ihm in einer Veröffentlichung von 1992 das erste Mal verwendet.
Guyatt G, Cairns J, Churchill D, et al. ('Evidence-Based Medicine Working Group') 'Evidence-based medicine. A new approach to teaching the practice of medicine.' JAMA 1992; 268: 2,420–5

Weiterführende Literatur

Das Deutsche Cochrane Zentrum – http://www.cochrane.de/ebm (letzter Zugriff 10.8.2013)
The Cochrane Collaboration – http://www.cochrane.org/ (letzter Zugriff 10.8.2013)
Deutsches Netzwerk Evidenzbasierte Medizin – http://www.ebm-netzwerk.de/ (letzter Zugriff 10.8.2013)
R. Kunz, G. Ollenschläger, H. Raspe, G. Jonitz. Lehrbuch Evidenzbasierte Medizin in Klinik und Praxis. Deutscher Arzte-Verlag, Auflage: 2., überarb. u. erw. A. (2007). ISBN-10: 3769105389
Sackett DL, Rosenberg WM, Gray JA, Haynes RB, Richardson WS (January 1996). 'Evidence based medicine: what it is and what it isn't'.BMJ 312 (7023): 71–2.

2.2 Biomedizinische Literaturdatenbanken

Die gegenwärtig größten elektronischen medizinischen Datenbanken sind PUBMED und EMBASE.
Pubmed (www.pubmed.gov letzter Zugriff 10.8.2013) wird von der „U.S. National Library of Medicine National Institutes of Health" bereitgestellt und beinhaltet über 20 Millionen Publikationen.
PUBMED beinhaltet als größte Komponenten die U.S. National Library of Medicine's® (NLM) Literaturdatenbank und die MEDLINE (Medical Literature Analysis and Retrieval System Online). Allein in PUBMED werden jede Woche 2.000–4.000 neue Publikationen veröffentlicht.
EMBASE beinhaltet über 24 Millionen indexierte Dokumente (1974-Gegenwart) und mehr als 7.500 Zeitschriften.

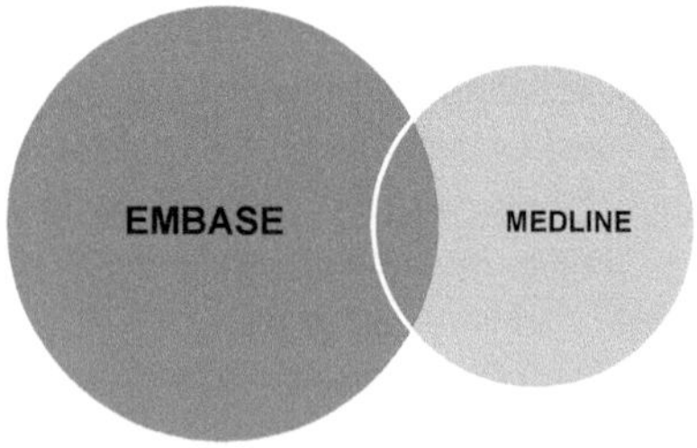

Abb. 2.3 Suchergebnisse der Studien für eine Fragestellung in EMBASE und MEDLINE (Pubmed) Datenbank (Wilkins T 2005)

Referenzen

Sackett DL, Straus S, Richardson S, Rosenberg W, Haynes RB. (2000) Evidence-based medicine: how to practice and teach EBM. 2d ed. London, U.K.: Churchill Livingstone.
Wilkins T, Gillies RA, Davies K. EMBASE versus MEDLINE for family medicine searches: can MEDLINE searches find the forest or a tree? Can Fam Physician. 2005 Jun; 51: 848–9.

Tab. 2.1 Liste relevanter Biomedizinischer Datenbanken

Datenbank	Website
PUBMED (MEDLINE)	http://www.pubmed.com
EMBASE	http://www.embase.com
DIMDI (Deutsche Institut für medizinische Dokumentation und Information)	http://www.dimdi.de
Deutsche Zentralbibliothek für Medizin	http://www.zbmed.de
Cochrane	http://www.cochrane.org
NLM (National Library of Medicine)	http://www.nlm.nih.gov/
NCBI (National Center for Biotechnology Information)	http://www.ncbi.nlm.nih.gov/

3 Epidemiologie

Von der wissenschaftlichen Fragestellung zur Publikation. http://dx.doi.org/10.1016/B978-3-437-31612-8.00003-1

3.1 Definition und Einteilung

3.1.1 Definition

Epidemiologie ist die Wissenschaft von Ursachen, Folgen, Verbreitung und Verhinderung einer Krankheit in Populationen sowie Individuen.

3.1.1.1 Weitere Definitionen

- Epidemiologie ist das Studium der Verteilung und der Determinanten von Krankheitshäufigkeiten in menschlichen Populationen.
  (The study of the distribution and determinants of health related states or events in specified populations and the application of this study to control health problems, Last 1988)
- Epidemiology is the study of the distribution and determinants of disease frequency in human populations (MacMahon 1970)
- The study of the distribution of health-related states and events in populations (Rothman et al. 2008)

3.1.1.2 Ziele der Epidemiologie

- Gültige und exakte Schätzung der Häufigkeit des Auftretens von Gesundheitszuständen
- Gültige und exakte Schätzung des Effektes einer Exposition um mögliche Ursachen für Entstehung einer Krankheit zu identifizieren
- Verteilung von Gesundheit und Krankheit innerhalb und zwischen Bevölkerungen zu beschreiben und zu erklären
- Risikofaktoren zu identifizieren
- Ätiologie und Prognose von Krankheiten zu erklären
- Wirksamkeit von Interventionen und Gesundheitsmaßnahmen zu untersuchen
- Empfehlungen zur klinischen Versorgung und zu politischen Maßnahmen zu geben

3.1.1.3 Nachteile

Grundlegende Strategie der Epidemiologie ist, Gruppen von Personen zu vergleichen. Jedoch: nur angemessene (faire) Vergleiche können verlässliche Schätzungen von Assoziationen ergeben.

Epidemiologische Aussagen sind häufig auf die untersuchte Population beschränkt und können daher nicht auf andere Bevölkerungsgruppen übertragen werden

3.1.2 Einteilung

3.1.2.1 Deskriptive Epidemiologie

- Befasst sich mit der Beschreibung der Häufigkeit bestimmter Erkrankungen oder Gesundheitsstörungen und deren Verteilung in der Bevölkerung
- Deskriptive Epidemiologie ist eine Grundlage der analytischen Epidemiologie

3.1.2.2 Analytische Epidemiologie

- Die analytische Epidemiologie ist der Teil der Epidemiologie, welcher versucht, durch Hypothesentestung Hinweise auf ursächliche Faktoren zu ermitteln
- Untersucht Zusammenhänge zwischen Exposition und Outcome durch statistische Berechnungen
- Beurteilt, ob eine gefundene Assoziation valide ist und ob Kausalität besteht
- Eine verlässliche deskriptive Epidemiologie ist Voraussetzung für die analytische Epidemiologie

3.2 Epidemiologische Methoden

3.2.1 Traditionelle Volkszählung

Die direkte Befragung der gesamten Bevölkerung mittels Fragebögen oder Interviews.

3.2.2 Registerzensus

- Gewinn der benötigten Informationen aus vorhandenen Verwaltungsregistern
- Keine direkte Befragung der Bevölkerung

3.2.3 Rollierender Zensus

- Jährliche Datenerhebung mittels direkter Befragung eines Teils der Bevölkerung
- Der Umfang der Befragungen richtet sich meist nach den Gemeindegrößen

3.2.4 Mischformen

- Kombination aus traditioneller Volkszählung und Datenerhebung durch Registernutzung oder
- Registerzensus, die mit einer Stichprobe ergänzt werden

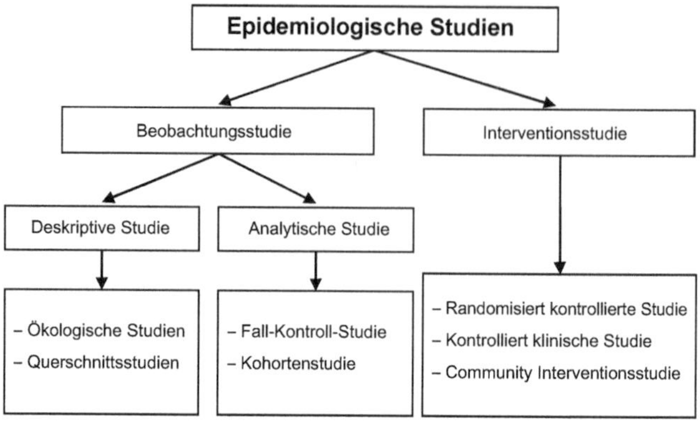

Abb. 3.1 Epidemiologische Studientypen

3.2.5 Mikrozensus

- Nach Zufallskriterien ausgewählte Haushalte werden befragt
- In Deutschland wird eine 1 %-Stichprobe aller Privathaushalte befragt
- Dient der amtlichen Repräsentativstatistik zu Bevölkerung und Arbeitsmarkt

3.2.6 Epidemiologische Studientypen

Mit epidemiologischen Methoden und Studien versucht man den Zusammenhang zwischen Exposition gegenüber Risikofaktoren und Erkrankung zu ermitteln.
Man unterscheidet zwischen Beobachtungsstudien (ökologische Studie, Querschnittsstudie, Kohortenstudie, Fall-Kontroll-Studie) und Interventionsstudien (randomisiert kontrollierte Studie, kontrolliert klinische Studie, Community Interventionsstudie) (➤ Kap. 5)

3.3 Assoziation und Kausalität

3.3.1 Definition

3.3.1.1 Assoziation

Beschreibt eine beobachtete reine Beziehung zwischen zwei oder mehr Ereignissen ohne dass eine Kausalität besteht.

> **Beispiel**
> Beobachtung: Menschen mit grauen Haaren haben häufiger Bluthochdruck.
> Menschen mit grauen Haaren sind häufig älter und haben daher häufiger Bluthochdruck. Graue Haare an sich verursachen keinen Bluthochdruck. Es besteht eine Assoziation aber keine Kausalität.

3.3.1.2 Kausalität

Kausalität bezeichnet die Beziehung zwischen Ursache und Wirkung mit der Vorstellung, dass „jedes Ereignis (Outcome) durch ein vorangegangenes Ereignis (Exposition) hervorgerufen wird".

Beispiel

- Raucher (Exposition) erkranken häufiger an Lungenkrebs (Outcome).
- Rauchen geht dem Lungenkrebs voraus und verursacht Lungenkrebs.

3.3.2 Kriterien zur Kausalitätsbeurteilung einer Assoziation

Sir Austin Bradford Hill beschrieb 8 Kriterien, die als Hilfestellung angesehen werden können, um die Kausalität einer gefundenen Assoziation zu beurteilen:

1. Stärke der Beziehung Strength
2. Konsistenz der Beziehung Consistency
3. Zeitliche Sequenz Temporality
4. Dosis-Wirkungs-Beziehung Dose-response relationship
5. Biologische Plausibilität Biological plausibility
6. Reversibilität Reversibility
7. Spezifität des Effektes Specificity
8. Kohärenz Coherence

3.3.2.1 Stärke der Beziehung

- Je stärker die Assoziation zwischen Exposition und Outcome, desto wahrscheinlicher ist ein kausaler Zusammenhang.
- Nicht jeder kausalen Beziehung liegt eine starke Assoziation zugrunde.
- Eine starke Assoziation reduziert die Wahrscheinlichkeit, dass diese durch Confounder (Störfaktor) verursacht sein könnte.
- Eine schwache Assoziation kann kausal sein. Dies ist aber schwieriger zu erkennen als eine starke Assoziation.
- Die Stärke einer Assoziation hängt auch von anderen existierenden ursächlichen Faktoren ab.

3.3.2.2 Konsistenz der Beziehung

Es besteht starke Evidenz für Kausalität, wenn mehrere unabhängige Forschungsgruppen verschiedene Bevölkerungen untersuchen, unterschiedliche Methoden benutzen, und trotzdem ähnliche Ergebnisse finden.

3.3.2.3 Zeitliche Sequenz

- Exposition muss dem Outcome vorausgehen. z. B. Rauchen (Exposure) und Lungenkrebs (Outcome).
- Nur wenn die Exposition dem Outcome vorausgeht, kann sie kausal sein.
- Jedoch – nicht jede Exposition, die einem Outcome vorausgeht ist notwendigerweise eine Ursache.

3.3.2.4 Dosis-Wirkungs-Beziehung

Steigt das Krankheitsrisiko mit steigender Exposition (z. B. je mehr man raucht desto größer ist das Risiko an Lungenkrebs zu erkranken)?

Probleme

- Dosis-Wirkungsbeziehungen können durch Confounder (Störfaktoren) verursacht werden.
- Dosis-Wirkungsbeziehungen können möglicherweise nicht vorhanden sein, wenn es einen Schwelleneffekt gibt.
- Einige kausale Assoziationen zeigen einen Schwelleneffekt.

3.3.2.5 Biologische Plausibilität

- Gibt es eine rationale und theoretische Basis für die Assoziation (z. B. toxische Stoffe im Zigarettenrauch verursachen Zellveränderung im Lungengewebe welches zu Lungenkrebs führt)?
- Macht die Assoziation Sinn?
- Wenn kein beschriebener biologischer Mechanismus existiert, könnte dies jedoch auch an fehlenden Wissen liegen.

3.3.2.6 Reversibilität

Wenn durch die Ausschaltung einer Exposition die Krankheitshäufigkeit abnimmt, stärkt dies die Evidenz für einen kausalen Zusammenhang (z. B. Wenn man aufhört zu rauchen sinkt das Risiko, an Lungenkrebs zu erkranken).

3.3.2.7 Spezifität des Effektes

- Das Outcome wird durch einen Faktor vorhergesagt.
- Idealerweise sagt jeder Faktor ein Outcome voraus.
- Manchmal verursacht ein Faktor mehrere Outcomes. z. B. Rauchen verursacht viele Krankheiten (COPD, Lungenkrebs, Pankreascarzinom, etc.).

3.3.2.8 Kohärenz

Die Ergebnisse sind im Einklang mit bestehendem Wissen.

Weiterführende Literatur

MacMahon B, Pugh TF. Epidemiologic Methods (Little, Brown; 1960); reissued as Epidemiology: Principles and Methods (Little, Brown; 1970). ISBN 0316542598

Last JM (1988). A dictionary of epidemiology. 4th ed. New York; Oxford; Toronto: Oxford University Press.

Hill, A. B. (1965). 'The Environment and Disease: Association or Causation?' Proceedings of the Royal Society of Medicine 58 (5): 295–300.

Rothman K, Greenland S, Lash T (2008). Modern Epidemiology. 3rd edition, Lippincott Williams & Wilkins ISBN-13: 978-078175564

3.4 Begriffe und Kennzahlen

3.4.1 Häufigkeitsmaße

Häufigkeitsmaße sind wichtige Maßzahlen die uns einen ersten Eindruck über die Erkrankungshäufigkeit geben. Diese Zahlen machen es leichter, verschiedene Erkrankungen zu vergleichen.

3.4.1.1 Prävalenz

Als Prävalenz bezeichnet man die Häufigkeit einer Krankheit in einer Bevölkerung zu einem spezifischen Zeitpunkt. Üblicherweise wird die Populationsgröße definiert durch 10.000 oder 100.000 Personen.

$$\text{Prävalenz} = \frac{\text{Anzahl der Fälle in der Bevölkerung}}{\text{Anzahl der Personen in dieser Bevölkerung}}$$

Beispiel 1
In einer Bevölkerung von 8.000 Personen hatten am 1. Januar 2012 10 Personen Diabetes mellitus.
Prävalenz = 10/8.000 = 0,00125

Beispiel 2
In einer Bevölkerung von 8.000 Personen hatten im Jahr 2012 200 Personen Diabetes mellitus.
Prävalenz = 200/8.000 = 0,025

Die Prävalenz sollte immer im Zusammenhang mit dem Zeitpunkt der Datenerhebung aufgeführt werden.
Je nach dem Zeitabschnitt, auf den sich die Prävalenz bezieht, unterscheidet man in:
- Punktprävalenz: Prävalenz zu einem bestimmten Zeitpunkt,
- Lebenszeitprävalenz: Prävalenz im Lebenszeitraum,
- Periodenprävalenz: Prävalenz in einem bestimmten Zeitabschnitt.

3.4.1.2 Inzidenz

Als Inzidenz bezeichnet man die Häufigkeit der Neuerkrankung.
Genauer ausgedrückt: Inzidenz beschreibt die Anzahl der neu aufgetretenen Fälle
- einer bestimmten Krankheit
- innerhalb einer definierten Bevölkerungsgruppe
- in einem bestimmten Zeitraum (z. B. 1 Jahr, 5 Jahre, 10 Jahre).

In der medizinischen Fachliteratur ist mit der „Inzidenz" häufig die Inzidenzrate gemeint.

3.4.1.3 Inzidenzrate

Die Inzidenzrate beschreibt die Rate der Neuerkrankungen in einem bestimmten Zeitraum in einer Bevölkerungsgruppe (in der Regel 100.000 Personen) die einem bestimmten Expositionsrisiko ausgesetzt ist.
Der Zeitraum wird in der Regel als 1 Jahr definiert. Er kann aber auch in Monaten, Tagen, Stunden etc. angegeben werden.

Beispiel

Im Jahr 2012 wurden in einer Gruppe von 100.000 Rauchern 2.000 neue Lungenkrebsfälle diagnostiziert.

Inzidenzrate = 2.000/100.000 =0,02 =2 %/Jahr

3.4.1.4 Personenjahre

Bei Kohortenstudien und klinischen Studien werden Beobachtungszeiträume häufig in Personenjahren angegeben. Personenjahre werden wie folgt errechnet:
Personenjahre =Anzahl beobachteter Personen x Beobachtungszeitraum in Jahren
Es sollte genau angegeben werden, wie viele Personen für wie viele Jahre beobachtet wurden, denn **100 Personenjahre können sein:**

- 100 Menschen beobachtet für 1 Jahr
- 50 Menschen beobachtet für 2 Jahre
- 10 Menschen beobachtet für 10 Jahre
- 5 Menschen beobachtet für 20 Jahre
- 1 Mensch beobachtet für 100 Jahre

Beispiel

In der Stadt A ist das Lungenkrebs-Risiko 5 mal höher als in der Stadt B, in Bezug auf 100 Personenjahre.

Es ist nicht genau erkennbar wie viele Personen für wie viele Jahre untersucht wurden.

Es können 100 Personen für 1 Jahr beobachtet worden sein, oder 5 Personen für 20 Jahre.

3.4.1.5 Geburtenziffer = Crude birth rate = CBR

Anzahl der Lebendgeborenen pro Jahr bezogen auf 1.000 Einwohner

$$= \frac{\text{Anzahl der Lebendgeborenen eines Jahres}}{\text{mittlere Bevölkerung (Einwohner im Jahresmittel oder zur Jahresmitte)}} \times 1.000$$

3.4.1.6 Fertilitätsrate

$$= \frac{\text{Anzahl der Lebendgeborenen}}{\text{Anzahl fertiler Frauen}} \times 1.000$$

Fertile Frauen = Frauen von 15 bis 44 Jahren

3.4.1.7 Säuglingssterblichkeit

- Anzahl der Todesfälle bei Kindern vor Erreichen des ersten Lebensjahres
- Wird definiert auf 1.000 Lebendgeburten

3.4.1.8 Neonatale Mortalität

Anzahl der Todesfälle bei Kindern vor Vollendung der ersten vier Lebenswochen.

3.4.1.9 Postneonatale Mortalität

Anzahl der Todesfälle bei Kindern zwischen dem zweiten und dem zwölften Lebensmonat.

3.4.1.10 Morbidität (Morbidity)

- Die Anzahl/Häufigkeit einer bestimmten Krankheit/Erkrankung (bekannte und neu aufgetretene Fälle) einer Population in einem bestimmten Zeitraum
- In der Regel bezogen auf 10.000 oder 100.000 Personen
- Als Morbidität wird üblicherweise die Krankheitshäufigkeit bezogen auf eine Gesamtbevölkerung angegeben. Daraus lässt sich die Erkrankungswahrscheinlichkeit für ein einzelnes Individuum dieser Gesamtbevölkerung ableiten
- Morbidität ist ein Überbegriff von Prävalenz und Inzidenz, wird z. T. aber auch synonym mit diesen beiden Begriffen verwendet

3.4.1.11 Mortalität = Sterberate (Mortality)

- Die Anzahl der Todesfälle in einer Bevölkerung in einem bestimmten Zeitraum
- Bezogen auf 1.000 Individuen einer Population
- Der Zeitraum wird in der Regel als 1 Jahr definiert

$$\text{Mortalität} = \text{Inzidenz} \bullet \text{Letalität}$$

$$\text{Rohe Mortalitätsrate} = \frac{\text{Anzahl der Todesfälle in einem Jahr}}{\text{Gesamtbevölkerung}} \times 1.000$$

$$\text{Altersspezifische Mortalitätsrate} = \frac{\text{Anzahl der Todesfälle einer bestimmten Altersklasse}}{\text{Gesamtbevölkerung der Altersklasse}} \times 1.000$$

$$\text{Fallspezifische Mortalitätsrate} = \frac{\text{Anzahl der Todesfälle einer bestimmten Ursache}}{\text{Gesamtbevölkerung}} \times 1.000$$

$$\text{Krankheitsspezifische Mortalitätsrate} = \frac{\text{Anzahl der Todesfälle einer bestimmten Erkrankung}}{\text{Gesamtbevölkerung}} \times 1.000$$

3.4.1.12 Letalität

Die Letalität beschreibt die Anzahl der Todesfälle durch eine bestimmte Erkrankung im Verhältnis zur Zahl der an dieser Krankheit Erkrankten, in einem ausgewählten Zeitraum.

$$\text{Letalitätsrate} = \frac{\text{Anzahl der Verstorbenen einer spezifischen Erkrankung}}{\text{Anzahl der Erkrankten einer spezifischen Erkrankung}}$$

3.4.1.13 Normale Lebensdauer

Alter, in dem die meisten der Kohorte sterben (kann anhand einer Sterbetafel abgelesen werden).

3.4.1.14 Mittlere Lebenserwartung

- Jahre, die ein Neugeborenes voraussichtlich leben wird
- Die Lebenserwartung errechnet sich anhand von Sterbedaten der Vergangenheit und Modellannahmen für die Zukunft.

3.4.1.15 Fernere Lebenserwartung

Jahre, die eine Person mit einem bestimmten Lebensalter voraussichtlich noch leben wird.

3.4.1.16 Wahrscheinliche Lebensdauer

Alter, in dem die Hälfte der Personen, die in einem bestimmten Jahr geboren wurden, noch lebt, bzw. bereits verstorben ist.

Quality Adjusted Life Years = QALY (qualitätsbereinigte Lebensjahre)
- Ist eine Kennzahl für die Bewertung eines Lebensjahres in Relation zur Gesundheit
- Ein QALY von 1 bedeutet ein Jahr in voller Gesundheit, während ein QALY von 0 einem Versterben entspricht
- Wenn jemand z. B. nach einer Therapie mit einer gesundheitlichen Einschränkung weiterlebt, wird ein Wert zwischen 0 und 1 zugeteilt

Disability Adjusted Life Years = DALY (um Behinderungen bereinigte Lebensjahre)
- Die mit einer Behinderung/gesundheitlichen Einschränkung gelebte Lebenszeit und die durch vorzeitigen Tod verlorene Lebenszeit (gemessen an der durchschnittlichen Lebenserwartung) werden als DALY zusammengezählt und beschreiben einen negativen Index für das Ausmaß der Lebensqualität
- DALY = YLD + YLL
- YLL – Years of Life lost: durch vorzeitigen Tod verlorene Lebensjahre
- YLD – Years lived with Disability: mit Behinderung gelebte Lebensjahre

3.4.2 Standardisierung

3.4.2.1 Rohe Raten

Sind bezogen auf eine Gesamtpopulation.

Vorteile
- Leicht zu berechnen
- Beschreiben die absolute Größenordnung

Nachteile

Ein Vergleich zwischen rohen Raten ist schwierig, da in jeder Population andere Alters- und Geschlechtsverteilungen herrschen.

Beispiel

Mortalitätsrate-USA 8,3 vs. Deutschland 5,4 vs. Süd-Korea 6,7.

3.4.2.2 Standardisierte Raten

- Berechnung von Maßzahlen möglichst unabhängig von Variablen in den einzelnen Populationen
- Versucht die heterogenen Strukturen (Alter, Geschlecht, etc.) der Vergleichsgruppen auszugleichen, um einen Vergleich zu ermöglichen

Arten der Standardisierung
- Direkte Standardisierung
- Indirekt Standardisierung
- Alter, Geschlecht, etc. Standardisierung

3.4.2.3 Direkte Standardisierung

Studienrate umgerechnet auf die Standardpopulation.

Beispiel: Vergleich vor der Standardisierung

Land A

Alter	Diabetes mellitus Fälle	Population
30–49	100	10.000
50–69	200	4.000
> 70	150	1.000
Gesamt	450	15.000

$$\text{Erkrankungsrate} = \frac{450}{15.000} \times 1.000 = 30$$

→ 30 von 1.000 Personen im Land A leiden an Diabetes mellitus.

Land B

Alter	Diabetes Fälle	Population
30–49	60	6.000
50–69	200	4.000
> 70	750	5.000
Gesamt	1.010	15.000

$$\text{Erkrankungsrate} = \frac{1.010}{15.000} \times 1.000 = 67{,}3$$

→ 67,3 von 1.000 Personen im Land B haben Diabetes mellitus.

Schlussfolgerung: Land B hat mit 67,3 von 1.000 Personen eine größere Erkrankungsrate von Diabetes mellitus als Land A mit 30 von 1.000 Personen.

Beispiel: Vergleich nach der Standardisierung

Vorgegebene Standardpopulation

Alter	Vorgegebene Standardpopulation
30–49	16.000
50–69	8.000
> 70	6.000

Land A

Alter	Diabetes Fälle	Population
30–49	60	6.000
50–69	200	4.000
> 70	750	5.000
Gesamt	1.010	15.000

Land B

Alter	Diabetes Fälle	Population
30–49	100	10.000
50–69	200	4.000
> 70	150	1.000
Gesamt	450	15.000

9. Zuerst wird die Morbiditätsrate durch die rohen Daten ausgerechnet.
10. Durch diese wird dann mit der vorgegebenen Standardpopulation die standardisierte Erkrankungshäufigkeit ausgerechnet.

Land A

Alter	Diabetes Fälle	Population	Morbiditätsrate/1.000 Personen	Vorgegebene Standardpopulation	Standardisierte Erkrankungshäufigkeit
30–49	100	10.000	10	16.000	160
50–69	200	4.000	50	8.000	400
> 70	150	1.000	150	6.000	900
Gesamt	450	15.000		30.000	1.460

Land A hat eine Diabetes mellitus-Erkrankungshäufigkeit von 1.460 Fällen umgerechnet auf die Standardpopulation.

Land B

Alter	Diabetes Fälle	Population	Morbiditätsrate/1.000 Personen	Vorgegebene Standardpopulation	Standardisierte Erkrankungshäufigkeit
30–49	60	6.000	10	16.000	160
50–69	200	4.000	50	8.000	400
> 70	750	5.000	150	6.000	900
Gesamt	1.010	15.000		30.000	1.460

Land B hat eine Diabetes mellitus-Erkrankungshäufigkeit von 1.460 Fällen umgerechnet auf die Standardpopulation.

Schlussfolgerung

Land A und Land B haben die gleiche Diabetes-Erkrankungshäufigkeit von 1.460 Fällen umgerechnet auf die Standardpopulation.

Dass die rohen Daten einen Unterschied zeigen, hängt mit der hohen Altersbevölkerung im Land B zusammen.

3.4.2.4 Indirekte Standardisierung

Standardrate umgerechnet auf eine Studienpopulation.

Beispiel

Studie A untersucht die Lungenkrebs-Inzidenz einer Stadt im Land A, die sich in der Nähe einer Fabrik befindet.

Lungenkrebs Inzidenz in Land A (vorgegeben)

Alter	Lungenkrebs Inzidenz in Land A
30–49	10
50–69	20
> 70	30

Das Ergebnis der Studie A ist:

Alter	Studienpopulation	Neue Lungenkrebs-Fälle
30–49	10.000	5
50–69	5.000	8
> 70	8.000	12
Gesamt	23.000	25

Ist das viel oder wenig?

Dies kann durch die indirekte Standardisierung herausgefunden werden:

11. Mit der Studienpopulation der Studie A und der vorgegebenen Lungenkrebs-Inzidenz werden die Lungenkrebs-Fälle nach indirekter Standardisierung errechnet.
12. Diese wird durch diese wird dann mit dem Ergebnis der Studie A verglichen.

Alter	Studien-Population	Lungenkrebs Inzidenz in Land A (vorgegeben)	Lungenkrebs-Fälle nach indirekter Standardisierung
30–49	10.000	10	1
50–69	5.000	20	0,5
> 70	8.000	30	0,24
Gesamt	23.000		

Vergleich nach indirekter Standardisierung

Lungenkrebs-Fälle der Stadt (Studienergebnis der Studie A)	Lungenkrebs-Fälle nach indirekter Standardisierung (Land A)
5	1
8	0,5
12	0,24

Die Stadt nahe der Fabrik hat eine deutlich erhöhte Lungenkrebs-Inzidenz im Gegensatz zur normalen Bevölkerung des Landes A

3.4.2.5 Altersstandardisierung

- Liegen unterschiedliche Altersstrukturen bei Bevölkerungen verschiedener Regionen oder der Bevölkerung eines Gebietes über die Zeit hinweg vor, sind deren Mortalitäts- oder Morbiditätsraten primär nur beschränkt vergleichbar.
- Nach einer Altersstandardisierung können Daten unterschiedlicher Jahre oder Regionen miteinander verglichen werden, ohne dass es zu Verzerrungen aufgrund unterschiedlicher Altersstrukturen kommt.
- Wird häufig bei Krebsregistern zum Vergleich von Morbiditäts- oder Mortalitätsraten herangezogen
- Ist eine häufig genutzte Methode der Standardisierung neben der Standardisierung nach Geschlecht

3.4.2.6 Standardpopulation = Referenzbevölkerungen

Gängige, sogenannte Referenzbevölkerungen für die Altersstandardisierung sind die Segi-Weltbevölkerung, die BRD-Bevölkerung 1987, die Europäische Standardpopulation (WHO 1990) oder die OECD-Standardbevölkerung.

Weiterführende Literatur der Epidemiologie

Gordis L. Epidemiology. Fourth Edition Philadelphia. 2008: W. B. Saunders. ISBN-10: 1416040021
Last JM A dictionary of epidemiology. 4th ed. New York. 1988; Oxford; Toronto: Oxford University Press.

Tab. 3.1 Referenzbevölkerungen (Prozent)

Altersgruppe	Segi („world")-Standard	Scandinavian („European") standard	WHO World Standard	BRD 1987
0–4	12.00	8.00	8.86	4.887
5–9	10.00	7.00	8.69	4.796
10–14	9.00	7.00	8.60	4.894
15–19	9.00	7.00	8.47	7.189
20–24	8.00	7.00	8.22	8.721
25–29	8.00	7.00	7.93	8.044
30–34	6.00	7.00	7.61	7.062
35–39	6.00	7.00	7.15	6.886
40–44	6.00	7.00	6.59	6.161
45–49	6.00	7.00	6.04	8.043
50–54	5.00	7.00	5.37	6.654
55–59	4.00	6.00	4.55	5.920
60–64	4.00	5.00	3.72	5.438
65–69	3.00	4.00	2.96	4.338
70–74	2.00	3.00	2.21	3.801
75–79	1.00	2.00	1.52	3.646
80–84	0.50	1.00	0.91	2.251
85+	0.50	1.00	0.63	1.269
Gesamt	100.000	100.00	100.00	100.000

* Die in der WHO Welt-Standardpopulation vorhandenen Altersgruppen 85–89, 90–94, 95–99 und 100+ wurden hier zu Vergleichszwecken zur Gruppe 85+ zusammengefasst.

Referenzen

Hill, A. B. (1965). 'The Environment and Disease: Association or Causation?'. Proceedings of the Royal Society of Medicine 58 (5): 295–300.

Last JM (1988). A dictionary of epidemiology. 4th ed. New York; Oxford; Toronto: Oxford University Press.

MacMahon B, Pugh TF. Epidemiologic Methods (Little, Brown; 1960); reissued as Epidemiology: Principles and Methods (Little, Brown; 1970). ISBN 0316542598

Rothman K, Greenland S, Lash T (2008). Modern Epidemiology. 3rd edition, Lippincott Williams & Wilkins ISBN-13: 978–078175564

AGE STANDARDIZATION OF RATES: A NEW WHO STANDARD. GPE Discussion Paper Series: No. 3 World Health Organization 2001. http://www.who.int/healthinfo/paper31.pdf (letzter Zugriff 10.8.2013)

4 Studienplanung

4.1 Studienplanung

- Die Studienplanung stellt das Fundament einer Studie dar und sollte gut durchdacht und geplant sein (➤ Abb. 4.1).
- Ist die Studienplanung nicht adäquat, hat die Studie zu viele systematische Fehler und die interne sowie externe Validität der Studie ist gering.
- Ein schlechtes Studiendesign kann im Nachhinein nicht mehr korrigiert werden.

Von der wissenschaftlichen Fragestellung zur Publikation. http://dx.doi.org/10.1016/B978-3-437-31612-8.00004-3

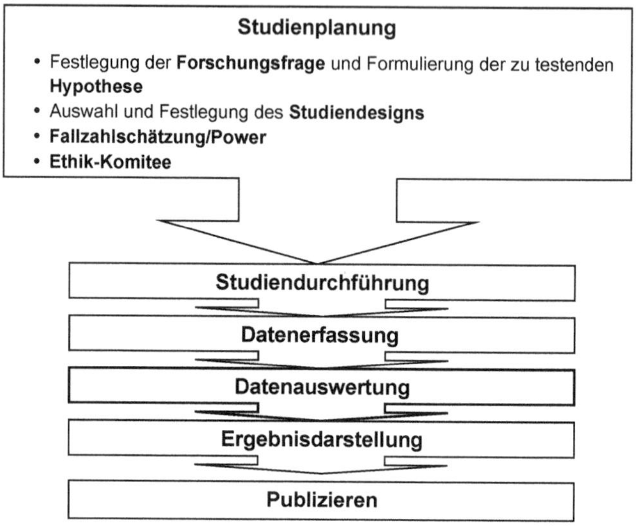

Abb. 4.1 Schema – Von der wissenschaftlichen Fragestellung zur Publikation.

- Daher Planen!! Planen!! Planen!!
- Mit Spezialisten diskutieren und mehrmals überprüfen

4.2 Forschungsfrage

Um eine wissenschaftliche Fragestellung zu beantworten, muss zuerst eine Forschungsfrage formuliert werden. Die Forschungsfrage sollte möglichst präzise und klar formuliert werden.
Meistens ist ein Literaturstudium mit Datenbankrecherche notwendig um eine Übersicht über die Studienlage und den Stand der Wissenschaft zum Forschungsthema zu erlangen.
Nur bei ausreichenden Kenntnissen über das Thema und der Studienlage kann eine angemessene wissenschaftliche Fragestellung erarbeitet werden.

Zitat

"Each clinical trial must have a primary question. The primary question, as well as secondary or subsidiary questions, should be carefully selected, clearly defined, and stated in advance."

(Lawrence M. Friedman 1998)

4.2.1 PICO

4.2.1.1 Fragestellung nach dem PICO Schema

Das von der McMaster University entwickelte PICO-Schema (Population, Intervention, Comparison, Outcome) ist ein hilfreiches Instrument, um eine strukturierte Frage zu erstellen.
Es soll helfen, die Frage genau zu fokussieren und sie systematisch und detailliert darzustellen.

Die Cochrane Collaboration empfiehlt die Nutzung dieses Schemas für klinische Fragestellungen, welche Interventionswirkungen untersuchen.

Beispiel: Eine gute Fragestellung

	Schlechte Fragestellung	Gute Fragestellung
Population	Herzkranke Menschen	KHK mit >70 % Stenose Patienten zwischen 60–70 Jahren
Intervention	Sport	Jeden Tag 1 Stunde Laufband mit 5 km/h
Kontrolle	Kein Sport	Kein Laufband
Outcome	Herzinfarkt	Herzinfarkt durch EKG und Troponin bestätigt

4.2.2 Primäres Outcome

Was ich mit der Studie primär beantworten oder herausfinden möchte.

4.2.3 Sekundäres Outcome

Was ich neben dem primären Outcome mit der Studie beantworten oder herausfinden möchte.

Beispiel

Fragestellung: Senkt Metformin 850 g 1 × Tag eine Diabetes-assoziierte Retinopathie?

- Primäres Outcome: Diabetes-assoziierte Retinopathie
- Sekundäres Outcome:
  - Blutdruck
  - Blutparameter
  - Andere Diabetes-assoziierte Erkrankungen (Nephropathie, Neuropathie …)

4.3 Hypothese

4.3.1 Hypothese

Hypothesen werden als vorläufige Annahmen formuliert. Diese sollen dann durch die Studie überprüft werden.
Eine Hypothese kann man nicht beweisen. Man kann die Hypothese nur annehmen oder ablehnen!

4.3.2 Null-Hypothese

Was ich nicht als Ergebnis haben will (H0).

4.3.3 Alternativ-Hypothese

Was ich als Ergebnis haben will (H1).

Beispiel
Null-Hypothese: Medikament A senkt nicht den Blutdruck.
Alternativ-Hypothese: Medikament A senkt den Blutdruck.
Weder die Null noch die Alternativ-Hypothese ist in Wahrheit 100 % richtig!

4.3.4 Einseitige Hypothese

4.3.4.1 H0: A > B, H1: A ≤ B

- Wenn ein starker Glaube an die einseitige Wirkung besteht, kann eine einseitige Hypothese formuliert werden.
- Wenn die Forschungsrichtung einseitig ist, kann die Hypothese einseitig formuliert werden.
- Bei einer einseitigen Hypothese reicht eine geringere Fallzahl aus.

Beispiel
Null-Hypothese: Medikament A senkt den Blutdruck.

4.3.5 Zweiseitige Hypothese

4.3.5.1 H0: A = B, H1: A ≠ B

- Eine zweiseitige Hypothese ist von Vorteil, wenn unklar ist in welche Richtung sich die Ergebnisse entwickeln werden (positiv oder negativ).
- Ergebnisse und Schlussfolgerung liefern mehr Informationen als bei der einseitigen Hypothese.
- Höhere Fallzahl notwendig.

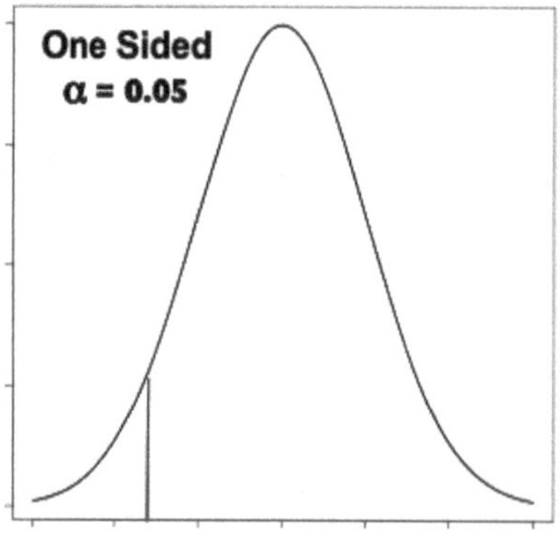

Abb. 4.2 Einseitige Hypothese.

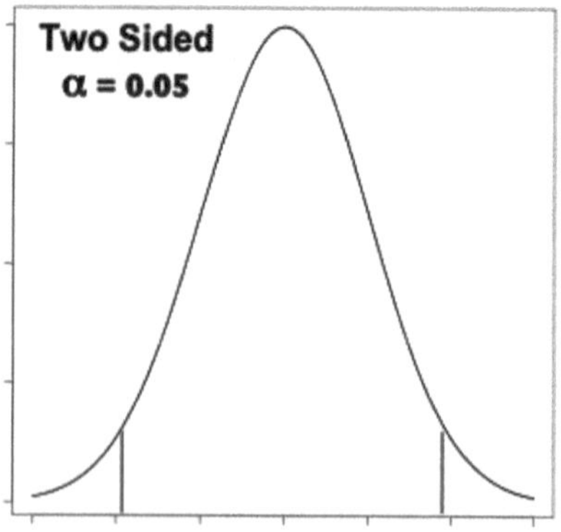

Abb. 4.3 Zweiseitige Hypothese

Tab. 4.1 α- und β-Fehler der Nullhypothese

		Realität	
		H0 ist wahr	H0 ist nicht wahr
Entscheidung	H0 nicht ablehnen H0 ablehnen	korrekte Entscheidung α-Fehler (Typ I Fehler)	β-Fehler (Typ II Fehler) korrekte Entscheidung (Power)

Beispiel
Nullhypothese: Medikament A hat Einfluss auf (senkt oder steigert) den Blutdruck.

4.3.6 α-Fehler (Typ 1 Fehler)

- Auch: falsch-positive Entscheidung
- Ein statistisch signifikanter Unterschied wird gefunden, obwohl er in Realität, in der Bevölkerung nicht vorhanden ist (Rückweisung der Nullhypothese zu Unrecht).
- Die Nullhypothese wird abgelehnt, obwohl sie wahr ist.
- Eine unwirksame Therapie wird fälschlicherweise als wirksam bezeichnet (Konsumentenrisiko).

4.3.7 β-Fehler (Typ 2 Fehler)

- Auch: falsch-negative Entscheidung
- Kein statistisch signifikanter Unterschied wird gefunden, obwohl in Realität in der Bevölkerung ein solcher Unterschied vorhanden ist (Die Nullhypothese wird zu Unrecht nicht zurückgewiesen).
- Die Nullhypothese wird angenommen, obwohl sie falsch ist.
- Eine wirksame Therapie wird nicht als wirksam zu erkennen (Produzentenrisiko).

4.3.8 Power (1-β)

- Die Nullhypothese wird abgelehnt, wenn sie tatsächlich falsch ist
- Eine Wirksame Therapie wird als wirksam erkannt
- Das was der Forscher im Idealfall haben will!

Beispiel
H0: Medikament A hat keinen Einfluss auf den Blutdruck.
H1: Medikament A senkt den Blutdruck.

		Realität	
		H0 ist wahr	H0 ist nicht wahr
Entscheidung	H0 nicht ablehnen	H0 wird angenommen und auch in der Realität hat Medikament A keinen Einfluss auf den Blutdruck. korrekte Entscheidung	H0 wird angenommen obwohl Medikament A in der Realität den Blutdruck senkt. β-Fehler
	H0 ablehnen	H1 wird angenommen obwohl Medikament A in der Realität keinen Einfluss auf den Blutdruck hat. α-Fehler	H1 wird angenommen und auch in der Realität senkt Medikament A den Blutdruck. korrekte Entscheidung

4.4 Studienprotokoll

Das Studienprotokoll ist ein Dokument, in dem sämtliche Aspekte einer Studie genau beschrieben werden. Alle relevanten Informationen über die Studie müssen dort vor Studienbeginn festgelegt werden. Dies stellt unter anderem sicher, dass Studien dem epidemiologischen Standard entsprechend geplant und durchgeführt werden.

Es gibt internationale Richtlinien, jedoch haben Institutionen meistens eigene Vorlagen für das Studienprotokoll. Nach Fertigstellung des Studienprotokolls wird es bei der zuständigen Ethikkommission oder bei der Zulassungsbehörde eingereicht.

4.5 Studienregister

Ein Studienregister ist eine Plattform, auf der geplante Studien vor der Durchführung registriert werden.

Ziel eines Studienregisters ist es:

- Die Transparenz in der klinischen Forschung zu gewährleisten
- Studien für die Öffentlichkeit zugänglich zu machen
- Vermeiden von Änderung der primären oder sekundären Fragestellungen
- Vermeiden von Studienverfälschung

Wichtige Journals lehnen die Veröffentlichung von nicht registrierten Studien ab.

Tab. 4.2 Beispiel eines Studienprotokolls (Charité – Universitätsmedizin Berlin)

Studienprotokoll	
Titelblatt	Enthält Studientitel, Name und Adresse der beteiligten Institute, Datum, Auftraggeber
Zusammenfassung	Übersicht über die Hauptaspekte der Studie
Ethische Aspekte	Hinweise zu Ethikkommission, Patienteninformation und Einwilligungserklärung
Administrative	Name, Beruf und Funktion aller an der Durchführung der Struktur Studie beteiligten Personen
Einleitung	Wissenschaftliche Hintergründe und Begründung für die Durchführung der Studie
Ziele der Studie	Wissenschaftliche Fragestellung (als Hypothesen formuliert)
Studiendesign – Zentren	Beschreibung der Studienform (z. B. Beobachtungsstudie, Randomisierung), der angestrebten Patientenzahlen und der beteiligten Zentren
Zeitplan	Zeitliche Eckdaten der Studie (Beginn, Zwischenauswertung, Ende)
Studienpopulation	Beschreibung der Teilnehmer der Studie (Kriterien für Ein- und Ausschluss, z. B. Alter)
Studienablauf und Methoden	Detaillierter zeitlicher Ablauf der Studie (evtl. mit Grafik) Beschreibung der zu erfassenden Daten sowie der Untersuchungsmethoden und Messinstrumente
Studienabbruch	Angabe von Gründen für den vorzeitigen Abbruch der Studie Möglichkeit des Ausscheidens der Teilnehmer auf eigenen Wunsch
Therapiesicherheit	Vorgehensweise mit unerwünschten Ereignissen (Nebenwirkungen)
Datenmanagement	Beschreibung des Aufbaus einer Datenbank und der Dateneingabe
Datenschutz	Beschreibung der konkreten Maßnahmen zu Datenschutz und Schweigepflicht
Qualitätssicherung der Daten	Monitoring, Audit und weitere Maßnahmen, um die Korrektheit der erhobenen Daten zu sichern
Fallzahlschätzung, Statistische Analyse	Berechnung der benötigten Teilnehmerzahl und Festlegung der statistischen Auswertungsmethoden
Berichterstattung	Festlegung von Protokollen, Zwischenberichten, Abschlussbericht Geplante Veröffentlichungen in wissenschaftlichen Zeitschriften
Literaturverzeichnis	Liste aller im Text verwendeten wissenschaftlichen Literatur
Anhang	Muster von: Fragebögen, Patienteninformation, Patienteneinwilligung, Arztinformation

Tab. 4.3 Studienregister

Institution	**Website**
National Institutes of Health (USA)	www.clinicaltrials.gov
EU Clinical Trials Register	www.clinicaltrialsregister.eu
International Clinical Trials Registry Platform (ICTRP), WHO	www.who.int/ictrp/en
DRKS (Deutsches Register für klinische Studien)	www.germanctr.de https://drks-neu.uniklinik-freiburg.de/drks_web
International Standard Randomized Controlled Trial Number	ISRCTN.org
Britain's National Research Register	www.doh.gov.uk
BMC	www.biomedcentral.com
Australian New Zealand Clinical Trials Registry (ANZCTR)	www.anzctr.org.au
Chinese Clinical Trial Register	www.chictr.org
Clinical Trials Registry – India	www.ctri.nic.in

4.6 Fallzahlplanung

4.6.1 Fallzahlschätzung

- Eine Fallzahlschätzung wird durchgeführt, um ein valides Ergebnis zu erhalten
- Die Fallzahlschätzung beruht auf der statistischen Analyse des Outcomes der Studie (Präzision, Prävalenz/Proportion, Mittelwert etc.)
- Es muss vorher definiert werden, wie das Outcome statistisch ausgewertet werden soll
- Die Fallzahlschätzung und statistische Analyse müssen übereinstimmen
- Die Fallzahlschätzung kann aus wirtschaftlichen Gründen auch die Teilnehmerzahl begrenzen
- Loss to follow up berücksichtigen. Wenn davon ausgegangen wird, dass z. B. 5 % der Probanden im Verlauf der Studie ausscheiden, sollte man diese 5 % von Anfang an mitberechnen
- Eine Fallzahlschätzung sollte von der Zulassungsbehörde immer gefordert werden
- Die Fallzahlschätzung sollte im Studienprotokoll und bei einer Publikation im „Methodik“ Teil ausführlich beschrieben werden

Beispiel

Wenn von zwei Menschen einer erkrankt ist, ist die Prävalenz 50 %. Aufgrund der kleinen Fallzahl kann aber keine genaue Aussage über die Gesamtbevölkerung gemacht werden.

4.6.2 Notwendige Faktoren zur Fallzahlschätzung

- Primäres Outcome
- Verteilung des Outcomes
- Anzahl der Gruppen
- Hypothese
- Statistischer Test
- Erwarteter Effekt/Präzision (Differenz, Relatives Risiko, Odds Ratio, Prävalenz, usw.)

4.6.3 Einflussfaktoren auf die Fallzahl

- α- und β-Fehler
- Variabilität
- Effektgröße

4.6.4 Einfluss von α und β auf die Fallzahl

- Um einen kleinen α-Fehler zu haben sind mehr Patienten erforderlich
- Um einen kleinen β-Fehler (=hohe Power) zu haben, sind mehr Patienten erforderlich

Tab. 4.4 Einflussfaktoren auf die Fallzahl

		Realität	
		H0 ist wahr	H0 ist nicht wahr
Entscheidung	H0 nicht ablehnen	korrekte Entscheidung	β-Fehler (Typ II Fehler)
	H0 ablehnen	α-Fehler (Typ I Fehler)	korrekte Entscheidung (Power)

4.6.5 Variabilität: wie streuen die Werte

- Kleine Variabilität → weniger Patienten erforderlich
- Große Variabilität → mehr Patienten erforderlich

4.6.6 Effekt des Outcomes

- Kleiner Outcome-Effekt → mehr Patienten erforderlich
- Großer Outcome-Effekt → weniger Patienten erforderlich

In der Medizin ist ein Konfidenzintervall von 95 % (α=0,05) und eine Power von 80 % üblich.
KI 95 % → α=0,05 → z1-α/2 = 1,96
Power 80 % → β=20 % → z1-β = 0,84

4.6.7 Fallzahl für eine Proportion

- Basiert auf Konfidenzintervall für die Proportion
- Die Formel für das Konfidenzintervall wird in eine Formel für die Fallzahl umgewandelt
- Wenn die Proportion unklar ist, wird von 50 % ausgegangen (liefert die maximale Fallzahl)

$$\text{Konfidenzintervall für eine Proportion} = p \pm z_{1-a/2}\sqrt{p/1-p)/n}$$

P = Häufigkeit/Proportion

$$z_{1-a/2} = \text{Quantil der Standardnormalverteilung}\ (\text{z.B. für ein 95\%-KI: } z1-\alpha/2 = 1{,}96)$$
$$z_{1-a/2} = 1{,}96\ (\text{Wert vom 95\% Konfidenzintervall} \rightarrow \alpha = 0{,}05)$$

n = Fallzahl
Auflösung nach Fallzahl:

$$n = \frac{(z_{1-\alpha/2})^2}{\delta^2} \cdot p(1-p)$$

Beispiel

Studie A versucht die Häufigkeit einer Nebenwirkung vom Medikament A zu ermitteln.

Geschätzter Wert: 5 % Nebenwirkung p = 0,05

Präzision: ± 2 % δ = 0,02

Signifikanzniveau α: 5 % z1-α/2 = 1,96

$$n = \frac{(1{,}96)^2}{0{,}02^2} \cdot 0{,}05(1-0{,}05) = \frac{3{,}8416}{0{,}0004} \cdot 0{,}05 \cdot 0{,}95 = 456{,}19$$

457 Probanden werden benötigt.

4.6.8 Fallzahl beim Vergleich von zwei Proportionen

Die Fallzahl basiert auf dem statistischen Test für zwei Proportionen.
Auflösung nach Fallzahl:

$$n_{\text{pro Gruppe}} = \frac{(z_{1\text{-}a/2}\sqrt{2\overline{p}(1-\overline{p})} + z_{1\text{-}b}\sqrt{p_1(1-p_1)+p_2(1-p_2)})^2}{(p_1-p_2)^2}$$

$$\overline{p} = \frac{p_1 + p_2}{2}$$

p1: Proportion in Gruppe 1
p2: Proportion in Gruppe 2
$\overline{p}$: Proportion der Gesamtgruppe
z1-α/2, z1−β: Quantile der Standardnormalverteilung

$$z_{1-\alpha/2} = 1{,}96 \text{ (Wert vom 95\% Konfidenzintervall} \rightarrow \alpha = 0{,}05)$$

$$z_{1-\beta} = 0{,}84 \text{ (Power 80\%} \rightarrow \beta = 20\%)$$

$$= 1{,}28 \text{ (Power 90\%} \rightarrow \beta = 10\%)$$

Vereinfachte Formel

α=0,05, Power 80 %

$$n = 16 \cdot \frac{\overline{\pi}(1-\overline{\pi})}{(p_1-p_2)^2}$$

Beispiel

Studie zum Zusammenhang von Lungenkrebs und Rauchen:

Herzinfarkte bei Rauchern 1 (Gruppe 1): 20 % $p1 = 0{,}2$

Herzinfarkte bei Nichtrauchern (Gruppe 2): 10 % $p2 = 0{,}1$

Herzinfarkte in beiden Gruppen: 15% $\overline{p} = 0{,}15$

Signifikanzniveau α: 5 % $z1\text{-}\alpha/2 = 1{,}96$

Power: 80 % (β= 20 %) $z1-\beta = 0{,}84$

$$n_{\text{pro Gruppe}} = \frac{(1{,}96\sqrt{2 \times 0{,}15(1-0{,}15)} + 0{,}84\sqrt{0{,}2(1-0{,}2)+0{,}1(1-0{,}1)})^2}{(0{,}2-0{,}1)^2}$$

= 198

= es werden 198 Teilnehmer in jeder Gruppe oder 396 Teilnehmer insgesamt benötigt.

4.6.9 Fallzahl für einen Mittelwert

Wird vom Konfidenzintervall für den Mittelwert abgeleitet.

$$\text{Konfidenzintervall} = X \pm z1 - \alpha/2 \cdot \frac{\sigma}{\sqrt{n}}$$

σ = geschätzte Standardabweichung

$$z_{1-\alpha/2} = \text{Quantil der Standardnormalverteilung}$$

$$z1 - \alpha/2 = 1{,}96 \text{ (Wert vom 95\% Konfidenzintervall} \rightarrow \alpha = 0{,}05)$$

n = Fallzahl

Die Formel für das Konfidenzintervall wird in eine Formel für die Fallzahl umgewandelt:

Auflösung nach n (Fallzahl):

$$n = \frac{z_{1-\alpha/2^2 \cdot \sigma^2}}{\delta^2}$$

Beispiel

Messung der Blutzuckerwerte in einer Diabetes-Patientengruppe:

Geschätztes σ = 200 mg/dl $\sigma = 200$

Präzision: ± 50 mg/dl $\delta = 50$

Signifikanzniveau α: 5% $z_{1-\alpha/2} = 1{,}96$

$$n = \frac{1{,}96^2 \times 200^2}{50^2} = \frac{3{,}84 \times 40.000}{2.500} = 61{,}44 » 62 \text{ Personen}$$

4.6.10 Fallzahl beim Vergleich von zwei Mittelwerten

Basiert auf dem Konfidenzintervall für die Differenz zweier Mittelwerte.
Auflösung nach Fallzahl:

$$n_{pro\ Gruppe} = \frac{(z_{1-\alpha/2} + z_{1-\beta})^2 \cdot 2\sigma^2}{\delta^2}$$

σ = geschätzte Standardabweichung
δ: geschätzte Differenz der Mittelwerte
z1-α/2, z1−β: Quantile der Standardnormalverteilung

$$\begin{aligned} z_{1-\alpha/2} &= 1{,}96 \text{ (Wert vom 95\% Konfidenzintervall} \rightarrow \alpha = 0{,}05) \\ z_{1-\beta} &= 0{,}84 \text{ (Power 80\%} \rightarrow \beta = 20\%) \\ &= 1{,}28 \text{ (Power 90\%} \rightarrow \beta = 10\%) \end{aligned}$$

Vereinfachte Formel
α=0,05, Power 80 %

$$\begin{aligned} n_{pro\ Gruppe} &= \frac{(z_{1-\alpha/2} + z_{1-\beta})^2 \cdot 2\sigma^2}{\delta^2} \\ &= \frac{(1{,}96 + 0{,}84)^2 \cdot 2\sigma^2}{\delta^2} \\ &= \frac{(2{,}8)^2 \cdot 2\sigma^2}{\delta^2} \\ &= \frac{(7{,}84) \cdot 2\sigma^2}{\delta^2} \\ &= \frac{2 \cdot (7{,}84) \cdot \sigma^2}{\delta^2} \end{aligned}$$

$$7{,}84 \approx 8$$

$$n = 16 \cdot \frac{\sigma^2}{\delta^2}$$

Tab. 4.5 Fallzahlberechnungsprogramme

Programme	Kosten	Herausgeber
PASS	Kosten-pflichtig	USA
nQuery Advisor	Kosten-pflichtig	USA
Epi info	Download/ Freeware	Centers for Disease Control and Prevention (CDC), USA
http://www.rad.jhmi.edu/jeng/javarad/samplesize/	Online/ Freeware	John Hopkins Hospital, USA
http://www.openepi.com	Online/ Freeware	Emory University, Rollins School of Public Health, USA

Tab. 4.5 Fallzahlberechnungsprogramme (Forts.)

Programme	Kosten	Herausgeber
http://www.stat.uiowa.edu/~rlenth/Power/index.html	Online/ Freeware	University of Iowa, USA
http://statpages.org/	Online/ Freeware	Private Website

Beispiel

Eine Studie versucht, den Unterschied vom Körpergewicht in Gruppe1 und Gruppe 2 zu untersuchen:
Geschätztes Körpergewicht in der Gruppe 1 (Mittelwert) 120 kg
Geschätztes Körpergewicht in der Gruppe 2 (Mittelwert) 100 kg
Geschätzte Differenz des Mittelwertes 20 kg
Standardabweichung 40 kg
Signifikanzniveau α: 5 % $z1\text{-}\alpha/2 = 1{,}96$
Power: 80 % $z1-\beta = 0{,}84$

$$n_{\text{pro Gruppe}} = \frac{(z_{1-\alpha/2} + z_{1-\beta})^2 \cdot 2\sigma^2}{\delta^2} = \frac{(1{,}96 + 0{,}84)^2 \cdot 2 \cdot 40^2}{20^2} = \frac{7{,}84 \cdot 2 \cdot 1.600}{400}$$

= 62,72 in jeder Gruppe oder 125 insgesamt
Vereinfachte Formel

$$n = 16 \cdot \frac{\sigma^2}{\delta^2} = 16 \frac{40^2}{20^2}$$

= 64 in jeder Gruppe oder 128 insgesamt.

Weiterführende Literatur

Leitlinien und Empfehlungen zur Sicherung von Guter Epidemiologischer Praxis (GEP). Eine Mitteilung der Arbeitsgruppe Epidemiologische Methoden der Deutschen Arbeitsgemeinschaft Epidemiologie (DAE) http://www.gesundheitsforschung-bmbf.de/_media/Empfehlungen_GEP.pdf (letzter Zugriff 10.8.2013)

Sample size calculation in clinical research, Chow S-C, Shao J, Wang H (2003) ISBN 0824709705

Tutorial in biostatistics, Sample Sizes for clinical trials with normal data. Julious S. Statist. Med. 2004; 23: 1,921–1986 (DOI: 10.1002/sim.1783)

Noordzij M, Dekker FW, Zoccali C, Jager KJ. Sample size calculations. Nephron Clin Pract. 2011;118 (4):c319–23. Epub 2011 Feb 3. Review.

Sugimoto T, Sozu T, Hamasaki T. A convenient formula for sample size calculations in clinical trials with multiple co-primary continuous endpoints. Pharm Stat. 2012 Mar;11 (2):118–28. doi: 10.1002/pst.505.

Referenzen

Lehr R. Sixteen s-squared over d-squared: A relation for crude sample size estimates. Statistics in Medicine 1992; 11: 1,099–1,102

5 Studiendesign

Von der wissenschaftlichen Fragestellung zur Publikation. http://dx.doi.org/10.1016/B978-3-437-31612-8.00005-5

5.1 Einteilung klinischer Studien

5.1.1 Deskriptive Studien

Deskriptive Studien beschreiben Häufigkeiten in Bevölkerungen. z. B. Prävalenz, Mortalitätsrate, Geburtenrate, Fertilitätsrate, Erkrankungshäufigkeit etc.

5.1.2 Analytische Studien

Die Analytischen Studien versuchen die Zusammenhänge von Erkrankungen und deren Ursachen zu erkennen. Wenn wir in der Medizin von Studien sprechen sind damit meistens die Analytischen Studienarten gemeint.

5.1.2.1 Interventionsstudie

- Randomisiert kontrollierte Studie
- Kontrolliert klinische Studie
- Community Interventionsstudie

5.1.2.2 Beobachtungsstudie

- Fall-Kontroll-Studie
- Kohortenstudie

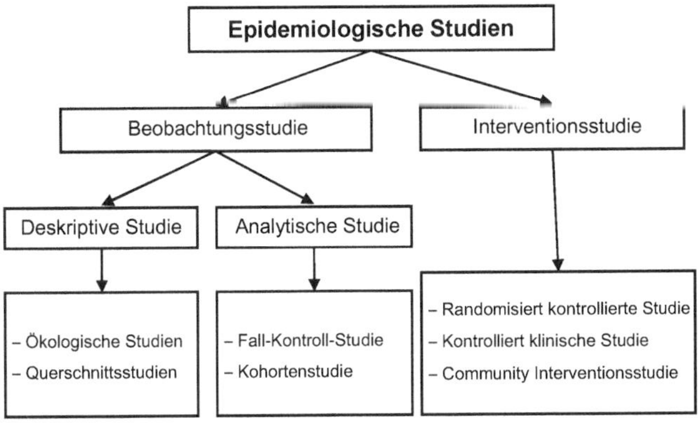

Abb. 5.1 Einteilung klinischer Studien

5.2 Deskriptive Studien

5.2.1 Ökologische Studien

Ökologische Studien sind spezielle epidemiologische Studien, die charakterisiert sind durch den Versuch, Exposition und Krankheit auf der Ebene von Regionen und Bevölkerungsgruppen in Beziehung zu setzen und nicht auf der Stufe einzelner Personen.

5.2.2 Querschnittsstudien

Querschnittsstudien sind epidemiologische Studien, in denen eine empirische Untersuchung (z. B. Befragung, Inhaltsanalyse) einmalig zu einem bestimmten Zeitpunkt durchgeführt wird.

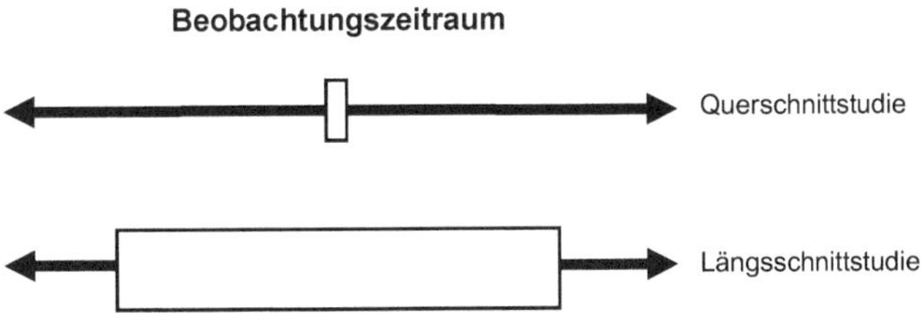

Abb. 5.2 Querschnitts vs. Längsschnittstudie.

5.3 Analytische Studien

5.3.1 Beobachtungsstudien

- **Kohortenstudie (Cohort Study)**
- **Fall-Kontroll-Studie (Case Control Study)**

In den Beobachtungsstudien wird die Exposition und das Outcome (Ereignis) in einem bestimmten Zeitraum beobachtet und dadurch die Assoziation beschrieben. Es werden keine Interventionen vom Untersucher vorgenommen.

Vorteil

- Kostengünstiger und einfacher in der Durchführung als Interventionsstudien
- Exposition und Outcome kann in einen zeitlichen Zusammenhang gesetzt werden
- Ethisch weniger problematisch als Interventionsstudien

Nachteil

- Die untersuchende Exposition kann von unbekannten Faktoren beeinflusst werden
- Recall Bias anfällig
- Neyman Bias anfällig
- Counfounders sind ungleich verteilt
- Bei Krankheiten die spät nach der Exposition auftreten (z. B. Krebs) ist ein langer Beobachtungszeitraum erforderlich

5.3.1.1 Prospektive Studien

- Daten werden nach der Studienplanung gezielt erhoben und gesammelt. (z. B. Fragebogen)
- z. B. Kohortenstudie, randomisiert kontrollierte Studie

Vorteil

- Daten können gezielt gesammelt werden
- Datenqualität kann durch z. B. gute Studienplanung verbessert werden

Nachteil

- Ethisch problematische Daten können nicht erhoben werden
- Zeitaufwendig, weil zur Datenerfassung eine gewisse Follow-up Zeit benötigt wird

5.3.1.2 Retrospektive Studien

Daten werden gesammelt, die schon vor Studienplanung in der klinischen Routine ohne gezielte Fragestellung erhoben wurden (z. B. Patientenakte, Datenarchiv)

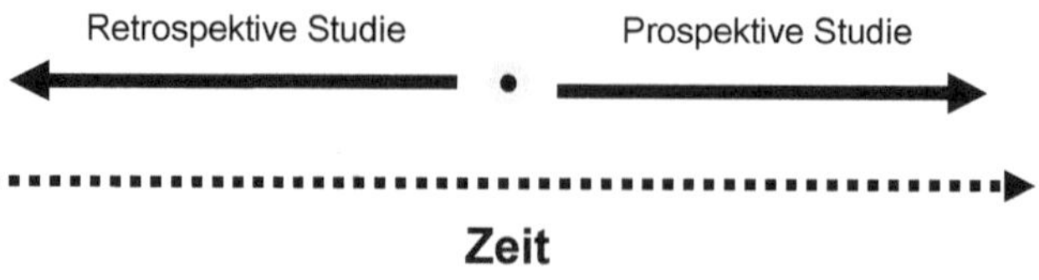

Abb. 5.3 Prospektive vs. Retrospektive Studie

Vorteil

- In retrospektiven Studien können Fragen untersucht werden, für die eine prospektive Studie noch nicht existiert oder aus ethischen Gründen nicht durchgeführt werden kann
- Da der Datenpool schon vorliegt, bereitet die retrospektive Studie im Gegensatz zur prospektiven Studie relativ wenig Zeitaufwand.

Nachteil

- In dieser Art von Studie können unabhängige Einflussfaktoren nicht oder nur schlecht kontrolliert werden.
- Da die Datenerhebung schon vor der Studienplanung bzw. Fragestellung passiert ist, sind die Daten nicht immer passend zur Fragestellung.
- Die Datenqualität kann im Nachhinein nicht verbessert werden.
- Fehlende oder neue zusätzliche Daten können meistens im Nachhinein nicht erhoben werden.

5.3.1.3 Kohortenstudie (Cohort study)

- Eine Kohortenstudie ist eine Beobachtungsstudie bei der exponierte und nicht exponierte Personen hinsichtlich der Erkrankung oder Sterblichkeit beobachtet werden.
- Eine Kohortenstudie kann prospektiv oder auch retrospektiv durchgeführt werden.
- Untersucht die Assoziation zwischen einer gegebenen Exposition (Risikofaktor) und dem Outcome (Krankheit)
- Effektmaß ist das relative Risiko

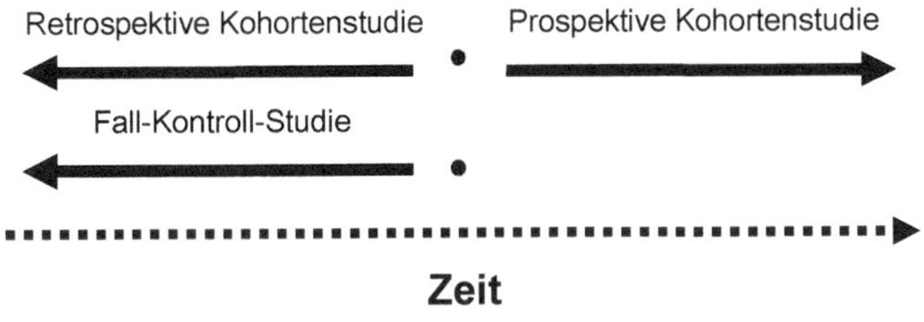

Abb. 5.4 Kohortenstudie vs. Fall-Kontroll-Studie

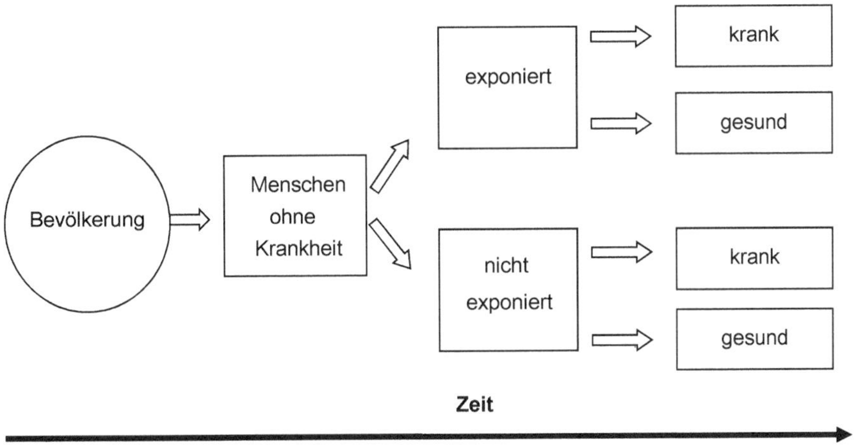

Abb. 5.5 Kohortenstudie

Vorteil

- Ethisch sicher
- In der Durchführung einfacher und kostengünstiger als Interventionsstudien

Nachteil

- Für seltene Krankheiten sind große Fallzahlen oder lange Follow-up Zeiten notwendig
- Eine Exposition muss vorhanden sein
- Die Exposition kann von versteckten „Confoundern" (Störfaktoren) beeinflusst werden
- Es ist keine Randomisierung vorhanden
- Es ist keine „blinding" vorhanden
- Anfällig für Selection Bias und Reporting Bias

Beispiel

Rauchen verursacht Lungenkrebs. Es werden 1.000 Menschen untersucht, darunter befinden sich 500 Raucher.

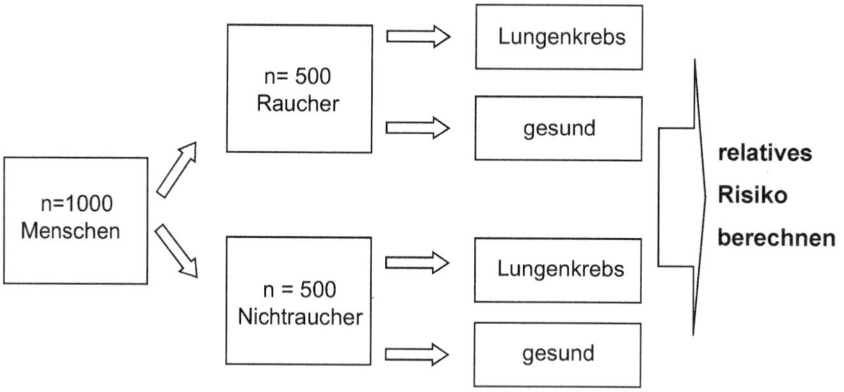

5.3.1.4 Fall-Kontroll-Studie (Case Control Study)

- Eine Fall-Kontroll-Studie ist eine retrospektive Beobachtungsstudie
- Ein Zielereignis (z. B. Lungenkrebs) wird als Fall definiert und eine dazu passende Kontrollgruppe (z. B. kein Lungenkrebs) wird erstellt. Die Ziel- und Kontrollgruppe werden rückblickend (d. h. retrospektiv) nach dem Vorliegen einer Exposition (Raucher, nicht Raucher, Asbest-Exposition ...) gefragt
- Effektmaß ist die Odds Ratio

Vorteil

- Gut geeignetes Studiendesign bei seltenen Erkrankungen
- In der Durchführung einfacher und kostengünstiger als Interventionsstudien
- Weniger Fälle nötig als bei einer Kohortenstudie

Nachteil

- Eine passende Kontrollgruppe zu finden ist nicht einfach
- Anfällig für Selection Bias und Reporting Bias
- Matching erfordert kompliziertere statistische Analyse
- Matching i. d. R. nur für einige wenige Variablen möglich (Alter, Geschlecht, wichtige zusätzliche Risikofaktoren)
- Gefahr des „Overmatching“ (Matching für einen Faktor, der kein Confounder ist)
- Datenverlust (ein Fall kann nicht verwendet werden, falls keine passende Kontrolle dafür identifiziert wird)
- Der Einfluss der Matchingvariablen kann nicht untersucht werden

Beispiel

Morbus Behcet: Gefäßentzündung (= Vaskulitis) in zahlreichen Organen, Ulzeration an Mund- und Genitalschleimhaut, Augenbeteiligung. Ursache noch weitestgehend unbekannt ist. 0,6 Fälle auf 100.000 in Deutschland.

Bei einer Prävalenz von 0,6 auf 100.000 müsste man, um 60 Fälle zu untersuchen, eine Kohorte (Population) von 10.000.000 Personen generieren. Dies wäre kaum machbar. Bei einer Fall-Kontroll-Studie werden 60 an M. Behcet Erkrankte gesucht und eine Kontrollgruppe erstellt, die in allen relevanten Parametern der Fallgruppe ähnelt. Diese Gruppen werden dann verglichen.

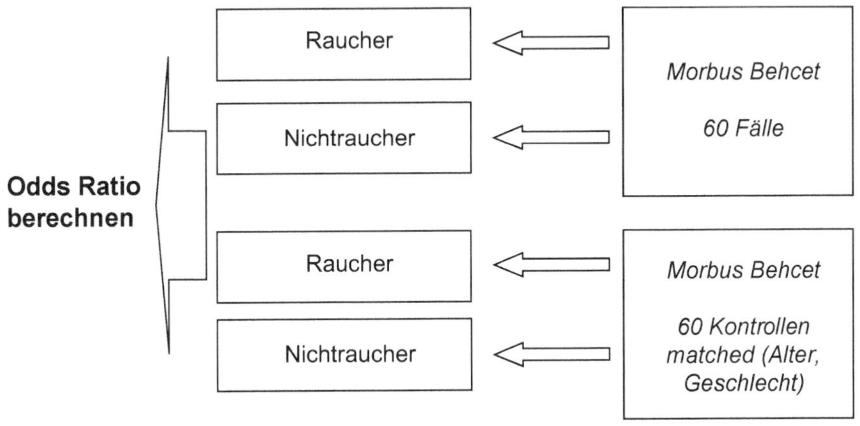

Auswahl von Fällen und Kontrollen

- Fälle und Kontrollen sollten in allen relevanten Parametern so ähnlich wie möglich sein
- Der einzige Unterschied sollte im Outcome (z. B. Lungenkrebs) der Studie liegen

Matching

- Matching ist die Auswahl einer oder mehrerer Kontrollen für jeden Fall basierend auf definierten Eigenschaften (mit Ausnahme der untersuchten Expositionen)
- Alter und Geschlecht werden häufig verwendet
- Ziel des Matchings ist es, Confounder zu reduzieren
- Die statistische Aussagekraft der Studie kann durch Matching erhöht werden

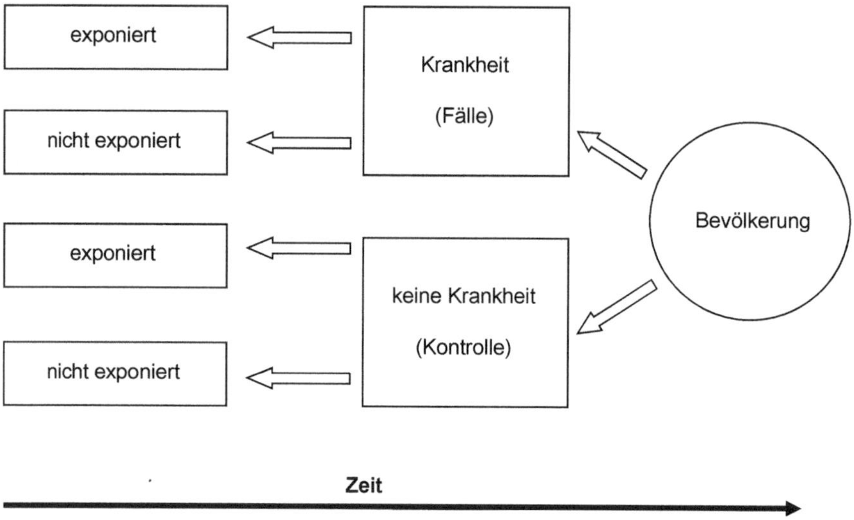

Abb. 5.6 Fall-Kontroll-Studie

Individual Matching

- Für jeden Fall wird eine Kontrolle nach spezifischen Matching-Variablen ausgewählt
- Paare (1:1) oder mehrere Kontrollen pro Fall (1:n)
- Kontrollen werden so ausgewählt, dass sie in wichtigen Charakteristika den Fällen ähneln

Beispiel

Für eine 50-jährige männliche Person wird eine Kontrollgruppe bestehend aus 50-jährigen männlichen Personen gewählt.

Häufigkeitsmatching (Frequency Matching)

- Matching auf Grundlage von Personengruppen
- Die Zahl der Kontrollen wird entsprechend der Anzahl der Fälle innerhalb einer Matching-Variable ausgewählt

Beispiel

Für jede Kategorie der Matching-Variablen wird die Anzahl an Kontrollen entsprechend der Anzahl an Fällen gewählt

Alter (Jahre)	Fälle (N)	Kontrollen (N)
0–20	70	70
21–40	80	80
41–60	60	60

Mantel-Haenszel Methode

- Ist eine wichtige Methode in Fall-Kontroll-Studien, um Confounder zu kontrollieren
- Es liefert eine „kombinierte" Odds Ratio für „gematchte" Gruppen

Alter (Jahre)	Fälle	Kontrollen
0 – 20	100	100
21 – 40	200	200
41 – 60	150	15

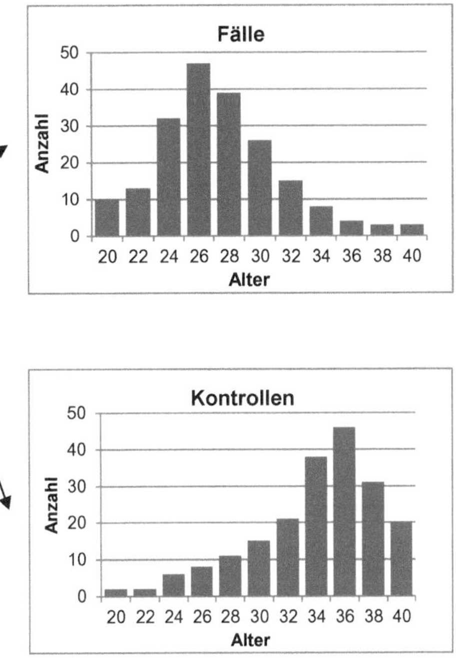

Abb. 5.7 Residual Confounding

$$\text{ORMH} = \frac{\sum_{i=1}^{K} a_i \cdot d_i / n_i}{\sum_{i=1}^{K} b_i \cdot c_i / n_i}$$

K = Anzahl der Strata

Residual Confounding

Es ist möglich, dass in den Gruppen eine unterschiedliche Verteilung besteht.

5.3.1.5 Nested Fall-Kontroll-Studien

- Fall-Kontroll-Studie innerhalb einer vorhandenen Kohorte (Kohortenstudie)
- Fälle innerhalb der Kohorte werden mit gesunden Kontrollen aus der Kohorte verglichen
- Die Teilnehmer sind ähnlich, da sie automatisch für Eigenschaften der Kohorte „gematcht" wurden
- Das Risiko für einen Selection Bias ist dadurch geringer

5.3.1.6 Case-cohort study

- Fälle: Alle Fälle innerhalb einer vorhandenen Kohorte
- Kontrolle: Zufallsstichprobe der ganzen Kohorte als Kontrollgruppe (einschließlich Fälle)

5.3.2 Interventionsstudien

- In den Interventionsstudien untersucht man die Wirkung der Expositionen auf das Outcome
- Im Gegensatz zu Beobachtungsstudien wird die Exposition vom Untersucher festgelegt
- Eine Intervention ist die vom Untersucher festgelegte Exposition (z. B. Medikamentengabe, Behandlungen, Operationen)

Vorteil

Da die Exposition vom Untersucher bestimmt wird, braucht man keine vorhandene exponierte Gruppe, was bei seltenen Expositionen schwer oder unmöglich ist (z. B. ein neues Medikament, eine neue OP-Technik, eine neue Behandlungsmethode).

Nachteil

- Nicht jede Fragestellung kann als Interventionsstudie durchgeführt werden
- Es ist ethisch nicht vertretbar, gefährliche Stoffe an Menschen zu erproben oder nachweislich wirksame Medikamente zurückzuhalten
- Kostenintensiv, hoher Aufwand in der Studiendurchführung

5.3.2.1 Randomisiert kontrollierte Studien

- Randomisiert kontrollierte Studien (randomised controlled trial, RCT)
- Die randomisiert kontrollierte Studie ist eine Interventionsstudie und Goldstandard in der Medizin
- Die Probanden werden randomisiert (Gruppenzuordnung nach dem Zufallsprinzip) einer Interventionsgruppe oder Kontrollgruppe zugeordnet.

Vorteil

- Gleichmäßige Verteilung der Confounder durch Randomisierung
- „Blinding“ Methode kann durchgeführt werden
- Es werden wesentlich weniger Probanden benötigt als bei Beobachtungsstudien

Nachteil

- Kostenanfällig und aufwändig in der Durchführung
- Mögliche Schwierigkeiten, Probanden zu finden, die den Studienkriterien entsprechen
- Es gibt Forschungsfragen, die aus ethischen Gründen nicht durchgeführt werden können
- Eine wirksame Therapie darf den Patienten nicht vorbehalten werden

Einfach randomisiert kontrollierte Studie.

Randomisiert kontrollierte Crossover-Studie

Jeder Teilnehmer erhält alle Interventionen im Studienverlauf.

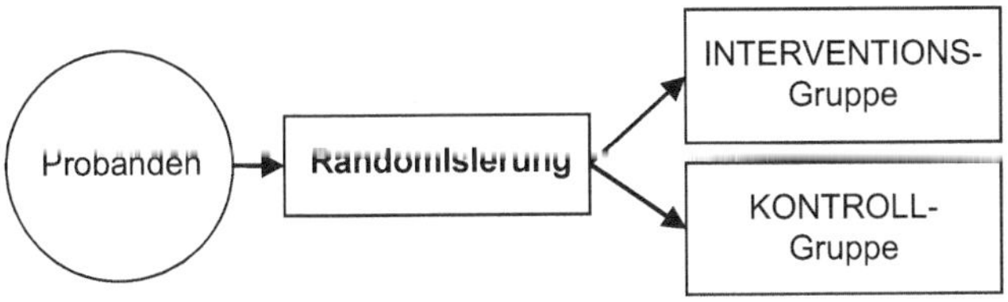

Abb. 5.8 Einfach randomisiert kontrollierte Studie.

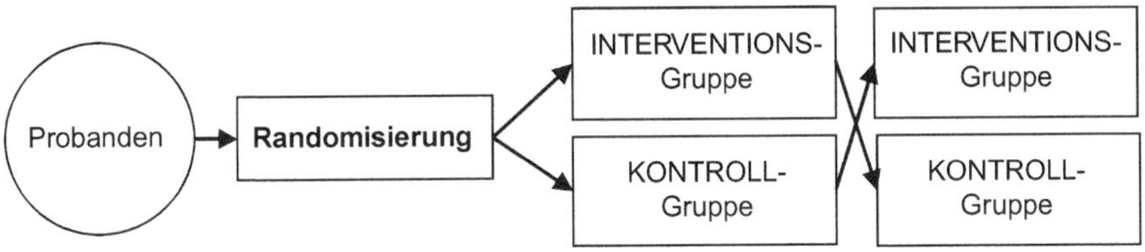

Abb. 5.9 Randomisiert kontrollierte Crossover-Studie

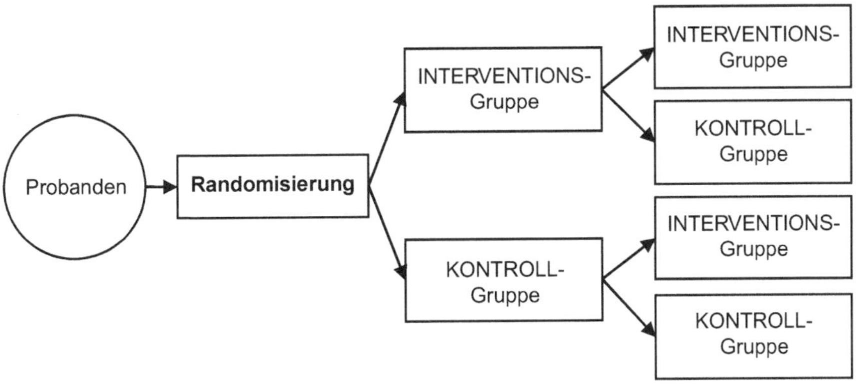

Abb. 5.10 Randomisiert kontrollierte faktorielle Studie.

Vorteil

- Alle Probanden erhalten die gleiche Intervention
- Es sind weniger Probanden erforderlich
- Systematischer Fehler werden minimiert

Randomisiert kontrollierte faktorielle Studie

Zwei Studien in einer Studie.

5.3.2.2 Randomisierung

- Die Randomisierung basiert auf der statistischen Theorie von Zufallsstichproben
- Die Gruppenzuordnung der Probanden erfolgt nach dem Zufallsprinzip

Randomisierungsmethoden: Computergenerierung, Losen, Würfeln

Ziel und Vorteil der Randomisierung

- Jeder Studienteilnehmer hat die gleiche Wahrscheinlichkeit, der Interventionsgruppe oder der Kontrollgruppe zugewiesen zu werden
- Sämtliche bekannte und unbekannte Confounder werden theoretisch gleichmäßig verteilt
- Mit der Randomisierung ist weitestgehend gewährleistet, dass sich Interventions- und Kontrollgruppe nur hinsichtlich der Intervention unterscheiden

Methoden der Randomisierung

- Individuelle Randomisierung: Einzelne Personen werden nach dem Zufallsprinzip der jeweiligen Gruppe zugeteilt
- Block-Randomisierung: Probanden werden vor Studienbeginn in Blöcke aufgeteilt. z. B. 3 Probanden in einem Block. Die Randomisierung wird unter den einzelnen Blöcken durchgeführt.
- Cluster-Randomisierung: Die Randomisierung wird in Personengruppen durchgeführt (z. B. Schulen, Krankenhaus, Städte, Gemeinden …)

Keine Randomisierung

Folgende Faktoren können die Ergebnisse von Studien ohne Randomisierung beeinflussen:
- Unterschiedliche Patientenselektion zwischen den Gruppen
- Unterschiedliche Datenerfassung in den Gruppen
- Zeitabhängige Einflüsse
- Placeboeffekt
- Andere Einflüsse

> **Wichtig**
> Bei Studien ohne Randomisierung wird der Effekt um 16–33 % überschätzt, was nicht durch Zufallsvariabilität erklärbar ist.

5.3.2.3 Blinding (=Verblindung, Maskierung)

- Offene Studie: keine Verblindung
- Einfach verblindet: Studienteilnehmer werden verblindet. Der Proband weiß nicht, welche Behandlungsalternative er bekommt
- Doppelt verblindet: Teilnehmer und Untersucher werden verblindet. Zusätzlich zum Proband weiß der Untersucher nicht, welche Intervention er beim Patienten durchführt
- Dreifach verblindet: Teilnehmer, Untersucher und Auswerter/Interpretation werden verblindet

Ziel des Blindings

Reduziert Verzerrungen (Bias) bei der Umsetzung der Intervention und der Messung des Outcomes.

5.3.2.4 Performance Bias

Systematischer Unterschied (neben der Intervention) in der Behandlung der Gruppen.

> **Beispiel**
> Der behandelnde Arzt behandelt die Patienten unbewusst unterschiedlich (z. B. führt er bei der Interventionsgruppe ausführlichere körperliche Untersuchungen durch).

5.3.2.5 Allocation concealment

- „Allocation concealment" bedeutet verborgene Zuweisung
- Der Untersucher soll bis zur Untersuchung/Intervention nicht erkennen, welcher Studiengruppe der nächste Proband angehören wird
- Bei offener Zuweisung besteht die Gefahr einer bewussten bzw. unbewussten Beeinflussung des Untersuchers, die zu einer Manipulation bei der Einteilung des nächsten Probanden führen könnte

> **Wichtig**
> Kein Blinding: Effekt wird um 17–19 % überschätzt
> Kein Allocation concealment: Effekt wird um 33–41 % überschätzt

5.3.2.6 Intention to Treat Analyse (ITT)

- Alle Daten der Probanden, die an der Studie teilgenommen haben, werden am Ende ausgewertet, auch die unvollständigen Daten der Patienten, die während der Studie ausscheiden (auf Patientenwunsch oder aufgrund anderer Ursachen)
- Realitätsnah, denn auch in der Realität wird ein Anteil der Patienten in der Regel die Therapie nicht sachgemäß weiterführen oder abbrechen

5.3.2.7 Per-Protocol Analyse (PP)

- Nur die Daten der Probanden, die bis zum Ende der Studie teilgenommen haben, werden ausgewertet.
- Ausgeschiedene Probanden werden aus der Auswertung ausgenommen
- Stellt die Optimalbedingung dar, entspricht aber nicht der Realität

5.3.2.8 Durchführung einer randomisiert kontrollierten Studie

Bei der Studiendurchführung sollten folgende Schritte beachtet und dokumentiert werden:
- Ein- und Ausschlusskriterien für Patienten
- Primäres Outcome
- Intervention
- Statistische Auswertungsmethoden
- Die zu erhebenden Messwerte (Standardlaborwerte wie Blutwerte, Urinuntersuchungen, Leberwerte sowie spezielle Messwerte von Biomarkern etc.)
- Abbruchkriterien für einen Patienten

Hilfreich ist folgendes CONSORT-Statement-Flowdiagramm zur Orientierung. Das Flowdiagramm kann aber auch später für das Schreiben eines Manuskripts verwendet werden.

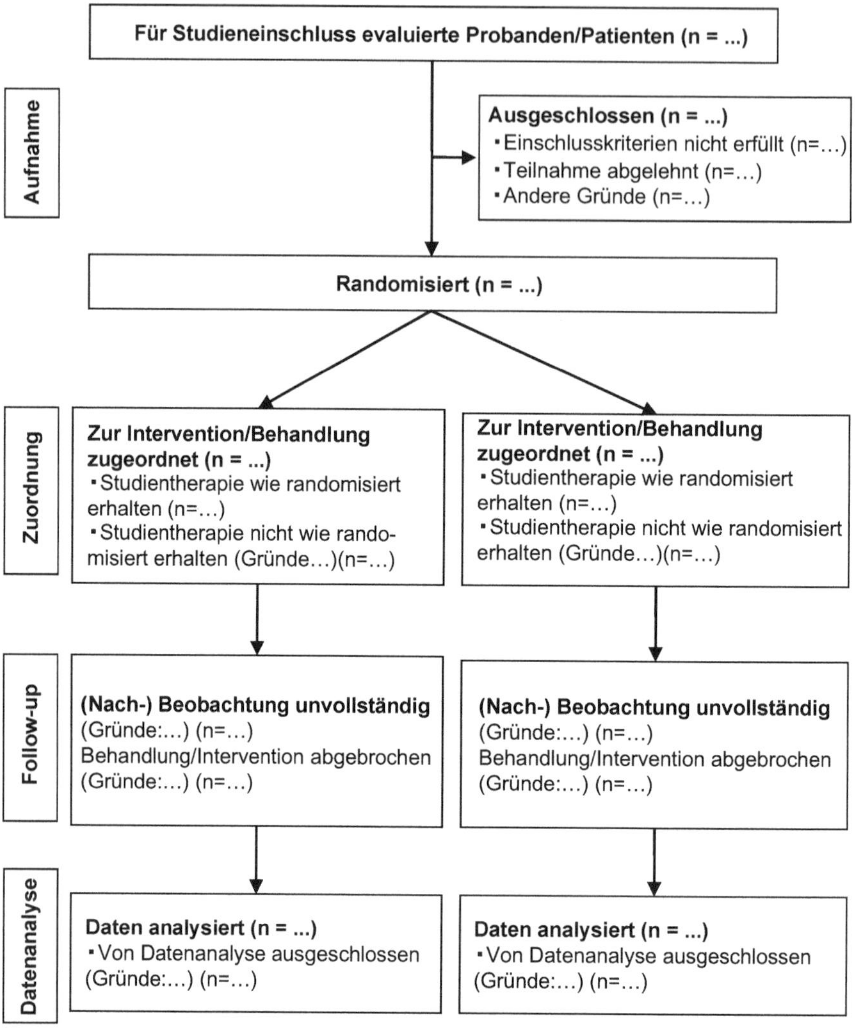

Abb. 5.11 Flowdiagramm nach CONSORT

5.4 Literaturanalytische-Studien

Literaturanalytische-Studien

- Da eine einzige epidemiologische Studie die gestellte Forschungsfrage niemals alleine definitiv beantworten kann, muss die Gesamtheit der verfügbaren Evidenz berücksichtigt werden
- Literaturanalytische Studien sind Sekundärstudien, die Primärstudien zusammenfassen und auswerten
- Nur den epidemiologischen Standards entsprechende und aus korrekt durchgeführten Studien gewonnene, verlässliche Daten können in eine literaturanalytische Studie eingeschlossen werden.

5.4.1 Narratives Review

Ein narratives Review ist eine Übersichtsarbeit zu einem bestimmten Thema. Sie ist gut geeignet, um sich schnell über den aktuellen Forschungsstand zu einem Thema zu informieren.
Im Gegensatz zum systematischen Review erfolgt die Auswahl der berücksichtigten Studien jedoch subjektiv und unsystematisch. Oft wird nicht berichtet, wie die Suche nach der Literatur durchgeführt wurde, oder wie die Auswahl relevanter Studien getroffen wurde.

5.4.2 Systematische Reviews

Ein systematisches Review Paper (systematische Übersichtsarbeit) ist ein wissenschaftlicher Artikel, in dem alle verfügbaren Primärstudien systematisch nach einer klar formulierten Fragestellung identifiziert, ihre Qualität bewertet und die Ergebnisse zusammengefasst werden (Ergebnis einer Sekundärforschung).
Ein systematisches Review besitzt den höchsten Evidenzgrad und stellt die zentrale Basis für die evidenzbasierte medizinische Versorgung dar.
Einige, aber nicht alle systematischen Reviews führen zu einer Metaanalyse.

Ziel

- Auflösung von Unklarheiten zwischen Studien mit derselben Fragestellung
- Bewertung von widersprüchlichen Ergebnissen verschiedener Studien
- Erhöhung der statistischen Aussagekraft
- Kann Forschungsfragen untersuchen, die zu Beginn einzelner randomisiert kontrollierter Studien nicht gestellt wurden (z. B. Subgruppen)

Probleme

- Nicht alle Studien werden publiziert: Unveröffentlichte Studien können schlecht identifiziert und daher nur schwer in ein systematisches Review eingeschlossen werden
- Nicht alle Studien sind registriert: Einzelne Studien sind nicht auffindbar
- Wenn die methodische Qualität einer einzelnen Studie schlecht ist, leidet auch die Qualität des systematischen Reviews
- Publication Bias beeinflusst das systematische Review (Studien mit positiven Ergebnissen werden häufiger publiziert)
- Language Bias beeinflusst das systematische Review (Studien werden häufiger auf Englisch publiziert. Nicht englischsprachige Studien werden viel seltener in ein systematisches Review eingeschlossen)

5.4.2.1 Problemerkennung

Gibt es zu einer Fragestellung keine zusammenfassende Literatur (Systematischer Review, Metaanalyse) kann die Notwendigkeit eines systematischen Reviews in Betracht gezogen werden.

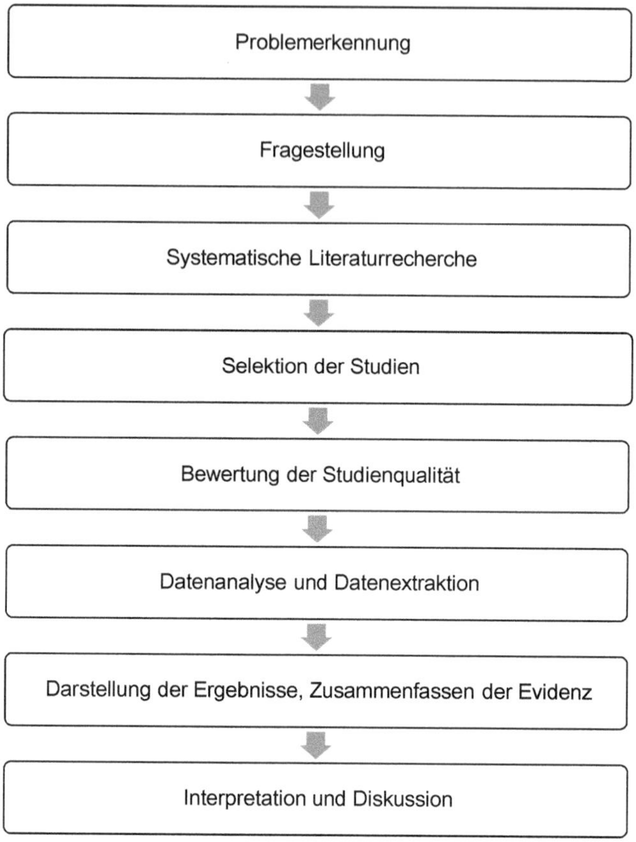

Abb. 5.12 Methodikskizze: Erstellung eines systematischen Reviews

5.4.2.2 Fragestellung

- Anhand des PICO Schemas (Population, Intervention, Comparison, Outcome) wird die Fragestellung formuliert
- Einzelne Begriffe werden genau definiert
- Ein- und Ausschlusskriterien sowie primäre und sekundäre Messparameter werden festgelegt

Beispiel

Tab. 5.1 Beispielhafte Festlegung der Ein- und Ausschlusskriterien für ein systematisches Review

Kriterium	Einschluss	Ausschluss
Studiendesign	Nur randomisiert kontrollierte Interventionsstudien (RCT)	• Kein explizit genanntes oder erkennbares Studiendesign • Beobachtungsstudien, Reviews, Prävalenz/Inzidenzstudien, Leitlinien • Eindeutig fachfremde Artikel • Kein Abstract vorhanden

Tab. 5.1 Beispielhafte Festlegung der Ein- und Ausschlusskriterien für ein systematisches Review (Forts.)

Kriterium	Einschluss	Ausschluss
Population	• Patienten mit gestörter Glukosetoleranz (IGT), die durch Testverfahren vor Studienanfang analysiert wurden. • Alter: keine Begrenzung • Menschen (männlich und weiblich)	• Patienten mit schon gestellter Diabetes-Diagnose • Embryo, Fötus • Keine gestörte Glukosetoleranz • Nur IFG Diagnose. • Studien mit Tieren
Intervention	• Als „Lifestyle-Intervention" bezeichnet • Mindestens eine der IDF-Lifestyle-Faktoren beeinflusst	• Nicht als „Lifestyle-Intervention" bezeichnete Interventionen • Keine der IDF-Lifestyle-Faktoren beinflussenden Interventionen • Reine Medikamentenstudien • Sekundär und Tertiärprävention
Kontrollen	• Kontrollgruppe mit minimaler Intervention (interventionsgruppe entsprechend) • Ideal: keine Intervention	• Fehlen einer Kontrollgruppe oder Vergleichsmöglichkeit • Nicht vergleichbare Kontrollgruppen (z. B. Diät vs. medikamentöse Blutdrucksenkung)
Outcome	Primär: Diabetes-Inzidenz Sekundär: • Mortalität, Morbidität, QALY, • Klinische Parameter (Gewicht, Blutdruck, Blutzucker …) • Nachbeobachtung >6 Monate	• Fehlen quantifizierbarer patientenorientierter Endpunkte • Nachbeobachtung <6 Monate

5.4.2.3 Systematische Literaturrecherche

Liste bio-medizinischer Datenbanken

- PUBMED (MEDLINE) http://www.pubmed.com
- EMBASE http://www.embase.com
- DIMDI (Deutsche Institut für medizinische Dokumentation und Information) http://www.dimdi.de
- Deutsche Zentralbibliothek für Medizin http://www.zbmed.de
- Cochrane http://www.cochrane.org
- NLM (National Library of Medicine) http://www.nlm.nih.gov
- NCBI (National Center for Biotechnology Information) http://www.ncbi.nlm.nih.gov

Primäre Literaturrecherche

Literaturrecherche in elektronischen Datenbanken (PubMed)
- Entwicklung einer geeigneten Suchstrategie für die Fragestellung
- Festlegen der Datenbanken bzw. Quellen
- Festlegen des Studiendesigns und des Zeitraum
- Entwicklung einer Suchstrategie

a. Definieren der Suchbegriffe
b. Suche von Synonymen (evtl. Trunkierung/Wildcards verwenden [*])
c. Suchbegriffe einzeln testen (in PubMed kann unter „Details“ die „Query Translation“ geprüft werden [zeigt den genauen Umfang und Ausmaß eines Suchwortes])
d. Schlagwörter Identifizierung (MeSH-Terms)
e. Logische Kombinierung der Suchwörter (AND/OR)
f. „Limit“ Einstellung
g. Suchstrategie testen

- Durchführung eines „pre-search“
- Verbesserung/Veränderung der Suchstrategie

Query Translation

Beispiel

Freitext Suchbegriff: body mass index.
Query Translation: „body mass index" [MeSH Terms] OR („body" [All Fields] AND „mass" [All Fields] AND „index" [All Fields]) OR „body mass index" [All Fields].
Durch die „Query Translation" Funktion wird deutlich das Suchbegriffe auch automatisch MeSH-Terms beinhalten.

Beispiel

Freitext Suchbegriff: Lifestyle intervention.
Query Translation: („life style" [MeSH Terms] OR („life" [All Fields] AND „style" [All Fields]) OR „life style" [All Fields] OR „lifestyle" [All Fields]) AND intervention [All Fields].
Durch die „Query Translation" Funktion wird deutlich, dass Suchbegriffe auch automatisch andere Suchbegriffe beinhalten.

Trunkierung/Wildcards (*)

Beispiel

Freitext Suchbegriff: prediabet* = Sucht alle Wörter die mit prediabet anfragen.
Query Translation: prediabet [All Fields] OR prediabeta [All Fields] OR prediabete [All Fields] OR prediabetec [All Fields] OR prediabeteic [All Fields] OR prediabetes [All Fields] OR prediabetes/diabetes [All Fields] OR prediabetes/ifg [All Fields] OR prediabetes/metabolic [All Fields] OR prediabetes/newly [All Fields] OR prediabetes/t2 dm [All Fields] OR prediabetes' [All Fields] OR prediabeteszhez [All Fields] OR prediabeti [All Fields] OR prediabetic [All Fields] OR prediabetic/diabetic [All Fields] OR prediabetic/prehypertensive [All Fields] OR prediabetic' [All Fields] OR prediabetica [All Fields] OR prediabeticas [All Fields] OR prediabetice [All Fields] OR prediabetiche [All Fields] OR prediabeticheskie [All Fields] OR prediabeticheskikh [All Fields] OR prediabeticheskimi [All Fields] OR prediabetici [All Fields] OR prediabetickem [All Fields] OR prediabeticky [All Fields] OR prediabetickych [All Fields] OR prediabetico [All Fields] OR prediabetics [All Fields] OR prediabetics' [All Fields] OR prediabetiker [All Fields] OR prediabetin [All Fields] OR prediabetique [All Fields] OR prediabetiques [All Fields] OR prediabetiske [All Fields] OR prediabetnoto [All Fields] OR prediabetom [All Fields] OR prediabetu [All Fields] OR prediabetychnymy [All Fields]

Sekundäre Literaturrecherche

- „related articles" Funktion in PubMed verwenden
- Referenzliste der eingeschlossenen Studien auf weitere relevante Studien durchsuchen

5.4.2.4 Selektion der Studien

- Mindestens zwei unabhängige Gutachter sollten die identifizierten Studien beurteilen
- Die Literaturauswahl sollte nach den festgelegten Ein- und Ausschlusskriterien erfolgen:
  - **a.** Titelanalyse: bis auf den Titel werden alle übrigen Informationen über die Studie verblindet (Autor, Institution, Journal, Datenbank, Abstract)
  - **b.** Abstractanalyse: bis auf den Titel und Abstrakt werden alle übrigen Informationen über die Studie verblindet (Autor, Institution, Journal, Datenbank)
  - **c.** Volltextanalyse: Autor, Institution, Journal und Datenbank werden verblindet
- Bei Uneinigkeit unter den Reviewern sollte ausgiebig diskutiert werden, oder ein dritter Gutachter hinzugezogen werden
- Flowchart verwenden, um jeden Schritt verfolgen zu können
- Die Ergebnisse der Reviewer können in einer Vierfeldertafel dargestellt werden und die Diskrepanzen (Interrater-Reliabilität) nach Kappa ausgewertet werden

Beispiel: Flowchart zur Studienselektion

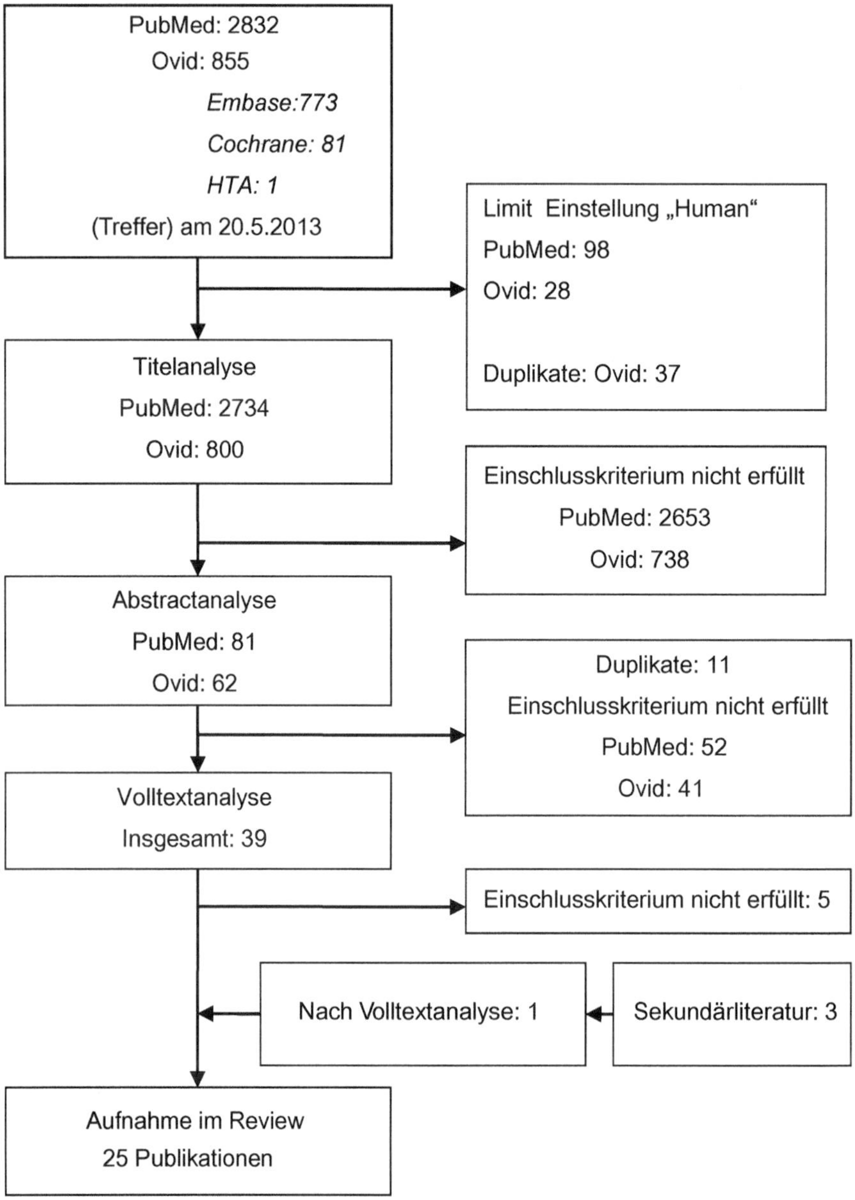

Cohens Kappa

Der Kappa-Wert bewertet die Anzahl an Übereinstimmungen zwischen zwei Ratern. Die Gleichung für Cohens Kappa lautet:

Tab. 5.2 Cohens Kappa Übereinstimmung

		Reviewer 2		
		+	–	
Reviewer 1	+	P_{++}	P_{+-}	P_{+}
	–	P_{-+}	P_{--}	P_{-}
		P_{+}	P_{-}	

$$K = \frac{Po - Pe}{1 - Pe}$$

Po = Wert der beobachteten Übereinstimmungen = $P_{++} + P_{-}$
Pe = Wert der zufälligen Übereinstimmungen = $P_{+} P_{+} + P_{-} P_{-}$
Wenn die Rater in allen ihren Urteilen übereinstimmen, ist K = 1.
Wenn die Rater in allen ihren Urteilen nicht übereinstimmen ist K = 0.
Es gibt unterschiedliche Einteilungen zur Interpretation der Kappa-Werte.

Beispiel

Vierfelder-Tafel für die Kappa Berechnung nach Volltext-Analyse

		Reviewer 2		
		+	–	
Reviewer 1	+	23	1	24
	–	3	12	15
		26	13	39

$$Po = P_{++} + P_{--} = \frac{23}{39} + \frac{12}{39} = 0{,}897 \approx 0{,}90$$

$$Pe = P_{+}P_{+} + P_{-}P_{-} = \frac{26}{39} \cdot \frac{24}{39} + \frac{13}{39} \cdot \frac{15}{39} = 0{,}67 \cdot 0{,}62 + 0{,}33 \cdot 0{,}38 = 0{,}54$$

$$K = \frac{Po - Pe}{1 - Pe} = \frac{0{,}90 - 0{,}54}{1 - 0{,}54} = 0{,}78$$

Kappa Wert nach COHEN (Volltext-Analyse)

	Wert	95 % Konfidenzintervall (lower-upper)
Po	0,90	0,76–0,97
Pe	0,54	–
K	0,78	0,57–0,98

5.4.2.5 Bewertung der Studienqualität

Anhand vordefinierter Qualitätsbewertung Instrumente, Kriterien oder Checklisten werden die Methodik und Studienqualität der eingeschlossenen Studien analysiert. (➤ Kap. 11.2).

5.4.2.6 Datenanalyse und Datenextraktion

- Die in der Fragestellung festgelegten Outcomes werden aus den Studien erfasst
- Daten werden analysiert und zusammengetragen

Tab. 5.3 Interpretation des Kappa Wertes nach Landis und Koch

K	**Interpretation**	
< 0	No agreement	Keine Übereinstimmung
0,0–0,20	Slight agreement	Etwas Übereinstimmung
0,21–0,40	Fair agreement	Ausreichende Übereinstimmung
0,41–0,60	Moderate agreement	Mittelmäßige Übereinstimmung
0,61–0,80	Substantial agreement	Erhebliche Übereinstimmung
0,81–1,00	Almost perfect agreement	Fast perfekte Übereinstimmung

Tab. 5.4 Instrumente zur Bewertung der Studienqualität

Instrument	**Anwendung**
Sign 50	Methodology Checklist 1: Systematic Reviews and Meta-analysis Methodology Checklist 2: Randomised Controlled Trials Methodology Checklist 3: Cohort Studies Methodology Checklist 4: Case-control Studies Methodology Checklist 5: Diagnostic Studies
NHS CASP (Critical Apprai-sal Skills Programme)	12 questions to help you make sense of a diagnostic test study 11 questions to help you make sense of a case control study 12 questions to help you make sense of a cohort study 10 questions to help you make sense of randomised controlled trials 10 questions to help you make sense of reviews
Jadad Scale (Oxford Skala)	Randomised Controlled Trials
IQWIG	Qualitätsbeurteilung: Diagnosestudien

5.4.2.7 Darstellung der Ergebnisse, Zusammenfassen der Evidenz

Die extrahierten Daten werden in Tabellen bzw. Grafiken übersichtlich dargestellt:

1. Suchzeitraum angeben
2. Übersicht der eingeschlossenen Studien (Autor, Titel, Jahr, Journal, Land, Sprache, Impact Factor)
3. Population der eingeschlossenen Studien (Alter, Geschlecht, BMI, Ethnizität)
4. Intervention der eingeschlossenen Studien (Welche Intervention wurde in der jeweiligen Studie durchgeführt?)
5. Kontrolle der eingeschlossenen Studien (Wie war die Kontrollgruppe in jeder Studie?)
6. Outcomes der eingeschlossenen Studien (Welche Outcomes wurden in den Studien gefunden?)

5.4.2.8 Interpretation und Diskussion

- Interpretation und übergreifende Diskussion der Ergebnisse
- Erwähnen der möglichen Bias und Diskussion der Generalisierbarkeit
- Zukünftigen Forschungsansatz erwähnen

Tab. 5.5 Cochrane Standard für ein systematisches Review

- Background
- Objectives
- Criteria for considering studies for this review
  - Types of studies
  - Types of participants
  - Types of interventions
  - Types of outcome measures
- Search strategy for identification of studies
- Description of studies-Methodological quality of included studies
- Results
  - Characteristics of included studies
  - Characteristics of excluded studies
  - Comparisons and data
- Discussion of results

5.4.3 Metaanalyse

- Einzelne Studien, auch RCTs können unterschiedliche Ergebnisse zu einer Fragestellung liefern. Daher ist eine zusammenfassende wissenschaftliche Analyse notwendig
- Die Basis einer Metaanalyse ist ein systematisches Review
- Die Metaanalyse fasst wie das systematische Review alle relevanten Studien zu einer Fragestellung zusammen
- Im Gegensatz zum systematischen Review werden die unterschiedlichen Daten/Ergebnisse statistisch zusammengefasst und ausgewertet, um einen Vergleich/Aussage zu schaffen
- PRISMA-Statement ist eine hilfreiche Checkliste (randomisiert kontrollierte Studien)
- MOOSE (Metaanalyse of Observational studies in Epidemiology)

Vorteile

- Die Ergebnisse sind sehr viel genauer und sicherer als eine einzelne Studie
- Effekt-Variationen zwischen den Studien wird erkannt
- Kann Publication Bias identifizieren

Problem

- Heterogenität: Eingeschlossene Studien unterscheiden sich teilweise hinsichtlich klinischer Merkmale so stark, dass sie nicht gut zu vergleichen sind
- Schlechte einzelne Studie → schlechte Metaanalyse

Weiterführende Literatur

Introduction to Meta-Analysis. Michael Borenstein, Larry V. Hedges, Julian P. T. Higgins, Hannah R. Rothstein. John Wiley & Sons 2009, 1. Auflage, ISBN-10: 0470057246. ISBN-13: 978-0470057247

Khan, K.; Kunz, R.; Kleijnen, J.; Antes, G. Systematische Übersichten und Meta-Analysen: ein Handbuch für Ärzte in Klinik und Praxis sowie Experten im Gesundheitswesen. Springer Verlag, Berlin, 2004.

Studie	N	Relatives Risiko (95%KI)	Relatives Risiko (95%KI)
Studie A	500	0,7 [0,52-1,08]	
Studie B	385	2,9 [1,53-3,36]	
Studie C	298	1,1 [0,61-1,91]	
Studie D	214	1,6 [1,05-2,49]	
Studie E	342	2,1 [1,87-2,82]	
Studie F	124	0,8 [0,32-2,48]	
Studie G	425	1,4 [0,81-2,21]	
Total (95% KI)	2288	1,5 [1,21-2,03]	

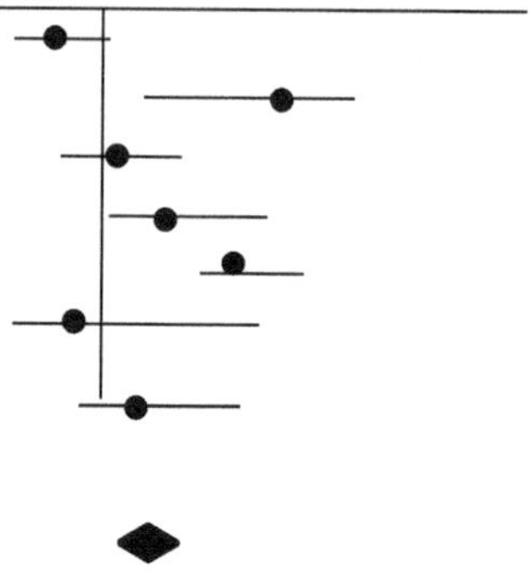

Abb. 5.13 Beispiel einer Metaanalyse: Würde man bei der Abbildung die eingekreisten Studien einzeln als Bewertung nehmen würden wir fälschlicherweise einen positiven Effekt interpretieren.

5.4.4 Identifizieren von randomisiert kontrollierten Studien

Randomisiert kontrollierte Studien werden häufig für systematische Review oder Metaanalysen benutzt.

Folgende Strategien zeigen, wie man in PubMed randomisiert kontrollierte Studien herausfiltern kann.

Tab. 5.6 Einfache Strategie für den Forscher mit wenig Zeit

Randomisedcontrolled trial [pt]*
Animals [mh]*
Human [mh]
#2 NOT (#2 AND #3)*
#1 NOT #4

Tab. 5.7 Einfache Strategie mit erhöhter Sensitivität und akzeptabler Präzision

Clinical trial [pt]
Animals [mh]
Human [mh]
#2 NOT (#2 AND #3)
#1 NOT #4

Tab. 5.8 Strategie mit hoher Sensitivität (CRD/Cochrane, 2005 revision)

Clinical trial [pt]
Randomized [ab]*
Placebo [ab]
Clinical trials [mh]
Randomly [ab]
Trial [ti]*
#1 OR #2 OR #4 OR #5 OR #6
Animals [mh]
Human [mh]
#8 NOT (#8 AND #9)*
#7 NOT #10

[pt] denotes Publication Type
[ab] denotes a word in the abstact
[mh] denotes Medical Subject Headings (MeSH)
[ti] denotes a word in the title

Tab. 5.9 Suchstrategie mit maximaler Sensitivität: Highly Sensitive Search Strategy (HSSS) Empfehlung!

RANDOMIZED CONTROLLED TRIAL.pt.
CONTROLLED CLINICAL TRIAL.pt.
RANDOMIZED CONTROLLED TRIALS.sh.
RANDOM ALLOCATION.sh.
DOUBLE-BLIND METHOD.sh.
SINGLE-BLIND METHOD.sh.
or/1-6
ANIMAL.sh. not HUMAN.sh.
7 Not 8
CLINICAL TRIAL.pt.
EXP CLINICAL TRIALS
(clin$ adj25 trial$).ti,ab.
((single or double or treble or triple) adj25 (blind$ or mas$)).ti,ab.
PLACEBOS.sh.
placebo$.ti,ab.
random$.ti,ab.
RESEARCH DESIGN.sh.
or/10-17
18 not 8
19 not 9
COMPARATIVE STUDY.sh.
exp EVALUATION STUDIES/
FOLLOW UP STUDIES.sh.
PROSPECTIVE STUDIES.sh.
(control$ or prospectiv$ or volunteer$).ti,ab.
or/21-25
26 not 8
27 not (9 or 20)
9 or 20 or 28

Tab. 5.10 Suchstrategie mit maximaler Sensitivität, um systematische Reviews zu finden

REVIEW, ACADEMIC.pt.
REVIEW, TUTORIAL.pt.
META-ANALYSIS.pt.
META-ANALYSIS.sh.
systematic$ adj25 review$
systematic$ adj25 overview$
meta-analy$ or metaanaly$ or (meta analy$)
or/1-7
ANIMAL.sh. not HUMAN.sh.
not 9

5.5 Leitlinien

Leitlinien werden nach dem System der Arbeitsgemeinschaft der Wissenschaftlichen Medizinischen Fachgesellschaften (AWMF) entwickelt.
Je nach Entwicklungsstufe wird eine Leitlinie in S1, S2 oder S3 unterteilt.
In Stufe S3 kommt evidenzbasierte Medizin zum Einsatz, und es wird wie in einem systematischen Review systematisch nach relevanter Literatur gesucht.

Nachteile

Leitlinien basieren auf evidenzbasierter Medizin und beinhalten ebenso wie diese Publication Bias oder Language Bias.
Schlechte einzelne Studien führen zu schlechten oder falschen Leitlinien.
70–90 % der Leitlinien sind der Stufe S1 zugeordnet (wenig S2 und S3).
Es gibt keine S3-Leitlinien zu seltenen Krankheitsbildern, da es nur wenige Studien zu dem Thema gibt.

5.5.1 S1-Leitlinie

Eine repräsentativ zusammengesetzte Expertengruppe der wissenschaftlichen medizinischen Fachgesellschaft erarbeitet im informellen Konsens eine Leitlinie, die vom Vorstand der Fachgesellschaft verabschiedet wird.

5.5.2 S2-Leitlinie

Vorhandene Leitlinien der Stufe 1 werden in einem der bewährten formalen Konsensusverfahren beraten und als Leitlinien der Stufe 2 verabschiedet.
Formale Konsensusverfahren sind: nominaler Gruppenprozess, Delphimethode und Konsensuskonferenz. Sie enthalten eine Diskussion der „evidence" für die verabschiedeten Statements.
Für die Durchführung ist die Mitarbeit von Methodikern hilfreich.

5.5.3 S3-Leitlinie

S3-Leitlinien erfüllen alle 5 Kriterien der unten genannten Systematik:

1. **Logische Analyse** (klinischer Algorithmus): Eine spezielle Logik (klinischer Algorithmus, Entscheidungsbaum): „wenn-dann" Logik auf einem Problemlösungspfad. Das heute diskutierte disease-management, d. h. Gesamtbetrachtung aller diagnostischen Methoden und Behandlungswege sind in der Regel Teile eines solchen klinischen Algorithmus. Leitlinien sind deshalb eine Voraussetzung von disease-management.
2. **Formaler Konsensusprozess:** Eine formale und transparente Konsensfindung mit evaluierten Verfahren (z. B. Nominaler Gruppenprozess).
3. **Evidenzbasierte Medizin:** Eine formale und transparente wissenschaftliche Beweisführung: die systematische Recherche, Beurteilung und Verwendung von gegenwärtigen Forschungsresultaten als Basis für klinischen Entscheidungen. Gesundheitsversorgung basiert auf „evidence", abgeleitet von den besten erhältlichen Studien.
4. **Entscheidungsanalyse:** Eine formale Outcome-Analyse (klinisches Gesamtergebnis) mit klarer Stellungnahme zur klinischen Relevanz (Werteordnung), mit Methoden der quantitativen und der qualitativen Analyse.
5. **Outcome-Analyse:** Eine formale Analyse der Kosten-Effektivität: Vergleich der Kosten bei gleichem medizinischen Ergebnis (outcome).

Weiterführende Literatur

http://www.awmf.org/leitlinien/aktuelle-leitlinien.html (letzter Zugriff: 10.8.2013)
http://www.awmf.org/fileadmin/user_upload/Leitlinien/Werkzeuge/Publikationen/rb5.pdf (letzter Zugriff: 10.8.2013)

5.6 HTA (Health Technology Assessment)

- Ein HTA Bericht wird auf der Grundlage der evidenzbasierten Medizin erstellt
- Von der Methodik her so ähnlich wie eine Metaanalyse
- In die Analyse werden ausschließlich randomisiert kontrollierte Studien eingeschlossen
- Die Literaturrecherche ist viel umfangreicher als in der Metaanalyse
- Alle vorhandenen verfügbaren Evidenzen einschließlich Grauliteratur, fremdsprachiger Literatur und nicht-publizierter Literatur werden aufgesucht, analysiert, kritisch beurteilt und bewertet
- Beinhalten Kostenanalyse und ethische Aspekte
- Untersucht werden dabei Kriterien wie Wirksamkeit, Sicherheit und Kosten, jeweils unter Berücksichtigung sozialer, rechtlicher und ethischer Aspekte
- Das Ergebnis einer HTA-Studie wird in der Regel als HTA-Bericht veröffentlicht (ca. 200–1.000 Seiten)
- Ein HTA-Bericht soll primär als Entscheidungshilfe bei gesundheitspolitischen Fragestellungen dienen. Dazu gehört unter anderem die Übernahme von Innovationen in den Leistungskatalog der Gesetzlichen Krankenversicherung durch den Gemeinsamen Bundesausschuss (G-BA)

Ziel

- Ressourcen im Gesundheitswesen sind begrenzt und werden immer knapper
- Immer weiter werdende innovative medizinische Entwicklungen bringen die Notwendigkeit der Analyse von Wirksamkeit und Wirtschaftlichkeit mit sich
- Ziel ist es eine evidenzbasierte medizinische Entscheidungsfindung zu ermöglichen, um Kosteneffektivität in der Medizin sicherzustellen

Vorteil

Eventuell die beste, ausführlichste, heutzutage verfügbare Methodik in der evidenzbasierten Medizin.

Nachteil

- Extrem aufwändig und langsam
- Publication Bias, Language Bias
- Schlechte einzelne Studien haben negativen Einfluss auf den HTA Bericht
- Wirtschaftlichkeitsforschung ist noch nicht ausgereift

INFO
IQWIG (Institut für Qualität und Wirtschaftlichkeit im Gesundheitswesen)
Das IQWiG ist ein unabhängiges wissenschaftliches Institut, das im Auftrag des Gemeinsamen Bundesausschuss (G-BA) HTA-Berichte erstellt.

5.7 Gesundheitsökonomische Studien

5.7.1 Kostenanalysierende Studien

5.7.2 Kostenanalyse

- Kostenanalysen erfassen ausschließlich die mit der medizinischen Therapie, Maßnahme oder Technologie verbundenen Kosten
- Effekte, die durch diese Maßnahme/Technologie erzielt werden (z. B. der Gesundheitszustand des Patienten) bleiben unberücksichtigt
- Es wird kein Vergleich zu einem Referenzobjekt durchgeführt

Tab. 5.11 Gesundheitsökonomische Evaluationsstudien

Gesundheitsökonomische Evaluationsstudien	
(Krankheits-)Kostenanalyse	Cost-of-illness-study (COI)
Kostenminimierungsanalyse	Cost-minimization-study (CM)
Kosten-Wirksamkeits-(Effektivitäts-)Analyse	Cost-effectiveness-analysis (CEA)
Kosten-Nutzwert-Analyse	Cost-utility-analysis (CUA)
Kosten-Nutzen-Analyse	Cost-benefit-analysis (CBA)

5.7.3 Krankheitskosten-Analyse

Die Krankheitskosten-Analysen erfassen und untersuchen die Kosten einer bestimmten Krankheit, um die gesamtgesellschaftliche Bedeutung von Krankheiten zu ermitteln. Dafür werden die direkten und indirekten Kosten inkl. der Folgekosten berücksichtigt und evaluiert.
Ziel der Krankheitskosten-Analyse ist:

- Volkswirtschaftliche Kosten verschiedener Krankheiten zu erkennen
- Anhaltspunkte für die sinnvolle Verwendung von Forschungsgeldern zu ermitteln
- Entscheidungsträger auf die zu erwartenden Kosten einer Krankheit aufmerksam zu machen

5.7.4 Kosten-Kosten-Analyse (Kosten-Minimierungs-Analyse)

Die Kosten-Kosten-Analyse (Kosten-Minimierungs-Analyse, cost-cost analysis, cost-minimization analysis) erfassen und vergleichen die Kosten zweier oder mehrerer Therapiealternativen, medizinischer Maßnahmen oder Technologien. Voraussetzung ist der Nachweis von Daten, welche die Gleichwertigkeit des Outcomes zweier Therapiealternativen belegen. Die Kosten-Kosten-Analyse beschränkt sich oft nur auf die Kostenseite (Erfassung, Bewertung und Gegenüberstellung der Kosten).
Ziel der Kosten-Kosten-Analysen ist die Ermittlung der kostengünstigsten Alternative zu einer Therapie, medizinischen Maßnahme oder Technologie.

5.7.5 Kosten-Nutzen-Analyse

Die Kosten-Nutzen-Analyse (cost-benefit analysis) untersucht die Kosten und Nutzen von medizinischen Maßnahmen oder Technologien und in Geldeinheiten.
Nicht nur die Kosten, sondern auch die Outcomes werden in monetären Einheiten bestimmt, Kosten und Nutzen können so direkt miteinander vergleichen werden.
Maßzahl der Kosten-Nutzen-Analyse ist der Nettonutzen. Der Nettonutzen einer Intervention (gegenüber einer Alternativintervention) lässt sich als Differenz von Nutzen und Kosten ableiten.

5.7.6 Kosten-Wirksamkeits-Analyse

Die Kosten-Wirksamkeits-Analysen (Kosten-Effektivitäts-Analyse, cost-effectiveness analysis) erfasst das Outcome in nicht-monetären Einheiten.
Das Outcome wird in realen Einheiten, klinischen oder physikalischen Größen wie z. B. Bluddruckwerte, verminderte Herzinfarkte oder gewonnenen Lebensjahre erfasst.
Die Kosten werden in monetären Einheiten dargestellt.
Die zusätzlichen Kosten und Effekte (z. B. verbleibende Lebensjahre) einer Intervention werden im Vergleich zu einer Basisalternative erhoben; das Verhältnis dieser Kosten und Effekte nennt man Kosten-Effektivitäts-Relation.
Dieser Evaluationstyp ist nur dann sinnvoll, wenn sich eine alles entscheidende Effektkategorie festlegen lässt, da sich bei Auftreten mehrerer relevanter Effekte diese unterschiedlich entwickeln und zu unterschiedlichen Kosten-Effektivitäts-Resultaten führen könnten.

Ferner können nur Ergebnisse von Studien mit dem gleichen Effektparameter untereinander verglichen werden.

5.7.7 Kosten-Nutzwert-Analyse

- Die Kosten-Nutzwert-Analyse (Nutzwert-Analyse, cost-utility analysis) folgt dem Prinzip der Kosten-Effektivitäts-Analyse
- Kosten werden in monetären Einheiten bewertet
- Der Nutzen wird als nicht-monetärer aber nutzenadjustierter Outcome, dem Quality adjusted life years (QALY) oder disability adjusted Life Years (DALYS) gemessen
- Das Ergebnis einer Kosten-Nutzwert-Analyse wird als Kosten pro gewonnenen Quality adjusted life years (QALY) oder disability adjusted Life Years (DALYS) dargestellt

Weiterführende Literatur

Schwartz FW, Badura B, Busse R, Leidl R, Raspe H, Siegrist J, Walter U (Hrsg.) Das Public Health Buch. 2. Auflage. München-Jena: Urban & Fischer, 2003

5.8 Pharmakologische Studien

- Überwachung durch Landesbehörde
- Einhaltung des Arzneimittelgesetzes

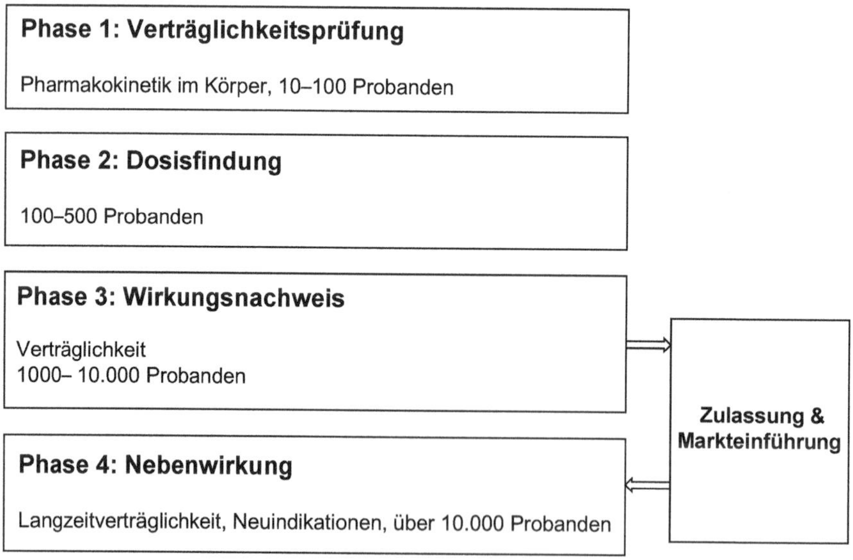

Abb. 5.14 Stadien pharmakologischen Studien am Menschen

- Genehmigungsantrag bei BrArM
- Ethik-Kommission
- Einhaltung Leitlinien der Guten Klinischen Praxis (good clinical praxis)

1. Tierversuch: Pharmakologische Studien werden zuerst am Tierversuch durchgeführt
2. Klinische Prüfung am Menschen
   - Phase 1. Verträglichkeit
   - Phase 2. Dosisfindung
   - Phase 3. Wirkungsnachweis
   - Phase 4. Nebenwirkung

5.9 Hierarchie der Evidenz

5.9.1 Hierarchie der Evidenz

- Je nach Studiendesign haben Studienergebnisse eine unterschiedliche hohe Aussagekraft
- Randomisiert kontrollierte Studien sind weniger anfällig für systematische Fehler und haben daher einer höhere Hierarchie
- Metaanalysen oder systematische Reviews fassen mehrere Studien zu einem Thema zusammen und haben daher eine höhere Aussagekraft als eine einzelne Studie

> **Wichtig**
> Systematisch Reviews und Metaanalysen, die ausschließlich auf randomisiert kontrollierten Studien beruhen, haben die höchste Aussagekräftigkeit (Evidenzgrad).
> Klinische Entscheidungen sollten auf der Grundlage von Metaanalysen oder systematischen Reviews getroffen werden – niemals auf der einzelner Studien!

Empfehlungs Skala nach SIGN

Level 1 – Levels of evidence 1++ und 1+ Studien
Level 2 – Levels of evidence 2++ bis 1 Studien.
Level 3 – Levels of evidence 2+ bis 2++ Studien
Level 4 – Levels of evidence 2+ bis 3/4 Studien

Nachteile

- Beobachtungsstudien werden von randomisiert kontrollierten Studien als Evidenz verdrängt und geraten in den Hintergrund
- Randomisiert kontrollierte Studien haben zwar eine hohe interne Validität aber eine schlechte externe Validität
- Gut durchgeführte Beobachtungsstudien sind aussagekräftiger als schlecht durchgeführte randomisiert kontrollierte Studien

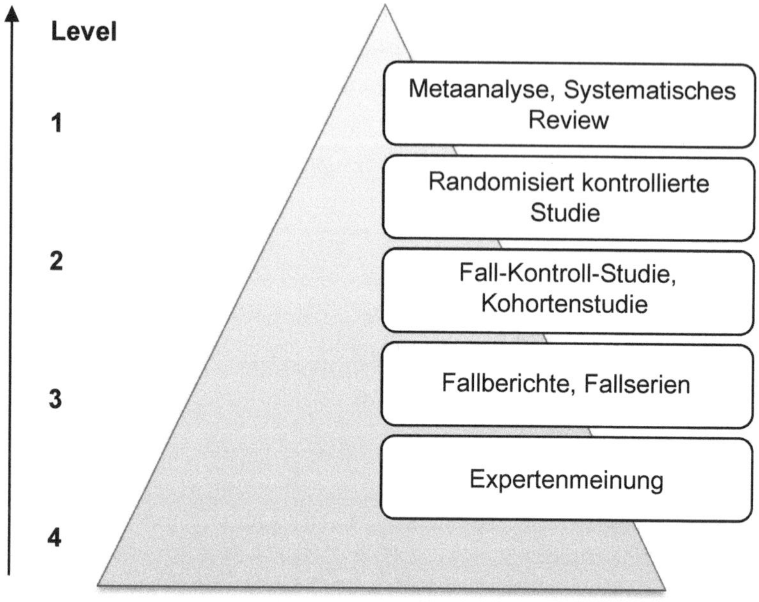

Abb. 5.15 Hierarchie der Evidenz

Tab. 5.12 Evidenzhierarchie Skala nach Scottish Intercollegiate Guidelines Network

1++	Meta-Analyse, systematisches Review von randomisierten kontrollierten Studien (RCTs) oder randomisierte kontrollierte Studie (RCT) – von hoher methodischer Qualität, mit einem geringen Risiko für Bias
1 +	Gut durchgeführte Meta-Analyse, systematische Übersichtsarbeit oder RCT – mit einem geringen Risiko für Bias
1 –	Meta-Analyse, systematische Übersichtsarbeit oder RCT – mit erheblichem Risiko für Bias
2 ++	Qualitativ hochwertige systematische Übersichtsarbeit von Fall-Kontroll-Studien oder Kohortenstudien Hochwertige Fall-Kontroll-Studien oder Kohortenstudien mit einem sehr geringen Risiko für confounding oder Bias und einer großen Wahrscheinlichkeit für Kausalität.
2 +	Gut durchgeführte Fall-Kontroll-Studien oder Kohortenstudien mit einem kleinem Risiko für confounding oder Bias und einer mittleren Wahrscheinlichkeit für Kausalität.
2 –	Fall-Kontroll-Studien oder Kohortenstudien mit einem hohem Risiko für confounding oder Bias und einem signifikanten Risiko, dass die gefundenen Relation nicht kausal bedingt ist.
3	Nicht analytische Studien, z. B. Fallberichte oder Fallserien
4	Expertenmeinung

Tab. 5.13 Evidenzhierarchie Skala nach Cox (2005)

Level Ia	Metaanalyse mehrerer randomisierte, kontrollierte Studien
Level Ib	Einzelne randomisierte, kontrollierte Studie
Level IIa	Gut geplante nichtrandomisierte, kontrollierte Studie
Level IIb	Gut geplante experimentelle Studie

Tab. 5.13 Evidenzhierarchie Skala nach Cox (2005) (Forts.)

Level III	Gut geplante nichtexperimentelle Studie, Vergleichsstudie, Korrelations- oder Fall-Kontroll-Studie
Level IV	Nicht evidenzbasierte Expertenmeinung

5.9.2 Randomisiert kontrollierte Studien vs. Beobachtungsstudien. Welche sind besser?

- **GRADE** Working Group: 'Once the results of high quality randomized trials are available, few people would argue for continuing to base recommendations on non-randomised studies with discrepant results' (Atkins, Best et al. 2004. p.2).
- **EBM:** 'If the study wasn't randomized, we'd suggest that you stop reading it and go on to the next article in your search' (Sackett, Straus et al. 2000, p. 108).
- **Cochrane Collaboration.** In personal correspondence, Julian Higgins of the Cochrane Collaboration replied to the question of whether evidence from RCTs is sufficient, with the following statement 'I'm sure there are very many people who subscribe to this view [that RCT evidence is sufficient] (if interpreted as further evidence on the same questions that the RCTs address). Indeed, one might infer this from the fact that the majority of Cochrane reviews include only RCTs. This strongly implies that the authors believe there is no need to look at other evidence (or believe that 'Cochrane' thinks they shouldn't look at other types of evidence). I have much sympathy with this, given the numerous unpredicable and largely poorly understood biases in observational studies.'
- In answer to the question of whether a single well-done RCT trumps evidence from any number of observational studies, Julian Higgins states that 'If the RCT was done well, then I would always claim this is either the right answer or the answer to a different question from the observational studies.'
- **SIGN:** The following quote from the SIGN 50 document seems to imply that if there are RCTs, the other evidence need not be considered: 'It is also intended to allow more weight to be given to recommendations supported by good quality observational studies where RCTs are not available for practical or ethical reasons.'
- RCTs do not offer better evidence than well-done observational studies (Worrall 2002). However, even Worrall admits that RCTs control for at least one potential confounder that current observational studies do not, namely selection bias. But eliminating selection bias may always be important. Observational studies do not necessarily suffer from selection bias; also, the effect of selection bias may be minimal and insufficient to confound the results of the study.
- Even if RCTs provide the best internal validity, their external validity is often suspect. RCTs are experiments. The experimental setting is often different from general practice. We can't know whether the results of the experiment apply in the real world. RCTs are experiments with volunteers. There are often relevant differences between the population of volunteers and the population that will be treated. (Worrall 2002)
- Because observational studies are not experiments with volunteers, their external validity is often greater than the external validity of RCTs. These issues are important when we consider that sometimes RCTs and observational studies reach different conclusions (Stratton, Adler et al. 2000; Shaughnessy and Slawson 2003).

Referenzen

Cochrane Collaboration. http://www.cochrane.org (letzter Zugriff: 10.8.2013)
Cox, R. (2005). Evidence-Based Practice in Provision of Amplification. JAAA 16 (7):419–435.
Landis, J.R. and Koch, G.G. 'The measurement of observer agreement for categorical data'. Biometrics 1997;33: 159–174
Schulz KF, Altman DG, Moher D, for the CONSORT Group. CONSORT 2010 Statement: updated guidelines for reporting parallel group randomised trials. J Clin Epi 2010; Aug;63 (8):834–40.
Schwartz FW, Badura B, Busse R, Leidl R, Raspe H, Siegrist J, Walter U (Hrsg.) Das Public Health Buch. 2. Auflage. München-Jena: Urban & Fischer, 2003
Scottish Intercollegiate Guidelines Network (SIGN). http://www.sign.ac.uk (letzter Zugriff: 10.8.2013)

6 Datenerhebung

Zentrale Fragestellung der Datenerhebung

- Warum soll etwas beobachtet werden?
- Was soll beobachtet werden?
- Wie soll etwas beobachtet werden?

Methoden der Datenerhebung

- Biometrische Messung
- Fragebogen
- Interview

Von der wissenschaftlichen Fragestellung zur Publikation. http://dx.doi.org/10.1016/B978-3-437-31612-8.00006-7

6.1 Biometrische Messung

Eine biometrische Messung ist eine Messung, die im Rahmen der klinischen Medizin durchgeführt werden kann.
Hierzu zählen:
- Anamnese und klinische Untersuchung
- Beobachtung
- Physikalische Messung
- Biochemisch oder molekulare Messung

Zu beachten ist:
- Anamnese, klinische Untersuchungen und Beobachtungen sind vom Untersucher/Beobachter abhängig
- Gerät-bezogene Messungen sind vom verwendeten Gerät und der Messmethode abhängig
- Laborwerte können von Labor zu Labor variieren, da manchmal unterschiedliche Methoden oder Verfahren verwendet werden

6.2 Fragebogen

Ein Fragebogen ist ein gängiges Instrument der Datenerhebung. Er hat den Vorteil, eine große Anzahl von Personen in einem kurzen Zeitraum untersuchen zu können.

6.2.1 Fragebogen Datenbanken

- Vorhandene bewährte und validierte Fragebögen zu verwenden ist eine empfehlenswerte Alternative, anstatt eigenständig einen neuen Fragebogen zu entwickeln
- Auch bei schon validierten Fragebögen muss die Eignung auf die eigene Studienpopulation überprüft werden

6.2.2 Entwicklung eines Fragebogens

Ein neu entwickelter Fragebogen muss validiert sein, um den Standard der epidemiologischen Forschung und evidenzbasierten Medizin zu erfüllen. Es ist daher einfacher, auf validierte Fragebögen in Fragebogen-Datenbanken zurückgreifen, allerdings gibt es nicht immer Fragebögen zu der gestellten Fragestellung.

Tab. 6.1 Fragebogen Datenbanken

Fragebogen Datenbanken	
Testzentrale (Deutschland)	http://www.testzentrale.de
Economic and Social Research Council Survey Question Bank (UK)	http://surveynet.ac.uk/sqb
CDC National health intervies surveys (USA)	www.cdc.gov/nchs/nhis.htm

Der Aufwand einer Fragebogenentwicklung ist nicht zu unterschätzen. **Folgende Punkte sollten zuerst festgelegt werden:**

- Quantitative vs. qualitative Datenerhebung?
- Erhebungsart: Telefon, Interview, Brief, …
- Fragebogenumfang: zu lange Fragebögen werden nicht ausgefüllt
- Stichprobengröße: wie viele Probanden brauche ich für meine Studie?
- Population/Zielgruppe: bei Kindern oder alten Menschen durch einen Fragebogen Daten zu erheben ist schwierig und ungenau
- Erhebungszeitraum: Saisonale Bias vermeiden
- Erhebungssort: Ortsbezogenen Bias vermeiden
- **Durchführung:**
  - Ablauf: genau planen wie, wo, wann der Fragebogen verwendet warden soll
  - Primäres Outcome: Primäres Outcome festlegen
  - Sekundäres Outcome: Sekundäres Outcome festlegen
  - Datenrekrutierung: wie werden die gesammelten Daten rekrutiert?
  - Datenbereinigung: wie gehe ich mit nicht ausgefüllten Daten um?
  - Statistische Auswertung: welches Analyseverfahren möchte ich nutzen, wie muss ich den Fragebogen gestalten, um die Daten nachher kodieren zu können?

6.2.2.1 Fragetypen

Offene Fragen

Wie alt sind Sie? ________ Jahre

Welche Staatsangehörigkeit haben Sie? ____________________________

Geschlossene Frage (Ja/Nein Fragen)

Benutzen Sie Internet? □ ja □ nein

Eingruppierungsfragen

Welchen Familienstand haben Sie? □ ledig □ verheiratet □ geschieden □ verwitwet

Ratingskalen

	stimmt gar nicht	stimmt kaum	stimmt teils	stimmt ziemlich	stimmt völlig
Ich empfand die Wartezeit von der Aufnahme bis zur Behandlung als zu lang	[0]	[1]	[2]	[3]	[4]

Beispiele schlechter Fragen

1. **Wie haben Ärzte und Pflegepersonal auf die neue 45-minütige Mittagspause reagiert?**

□ Zufrieden

□ Unzufrieden

Doppelfragen Aufteilen!

Wie haben Ärzte auf die neue 45-minütige Mittagspause reagiert?

Wie hat das Pflegepersonal auf die neue 45-minütige Mittagspause reagiert?

2. **Glauben Sie, dass Rauchen in der Schwangerschaft für Mutter und Kind gefährlich ist?**

Doppelfragen Aufteilen!

Glauben Sie, dass Rauchen in der Schwangerschaft für die Mutter gefährlich ist?

Glauben Sie, dass Rauchen in der Schwangerschaft für das Kind gefährlich ist?

3. Wie hoch ist Ihr monatliches Haushaltseinkommen?
☐ < 1.000 €
☐ 1.000–2.000 €
☐ 2.000–3.000 €
☐ > 3.000 €
Überlappende Zahlen vermeiden!
1.000–1.999 €
2.000–2.999 €
4. Welche Zeitung lesen Sie?
Spezifisch formulieren!
Wie viele Zeitungen lesen Sie?
Welche Zeitung haben Sie im letzten Monat gelesen. (Mehrfachauswahl)
Haben Sie die Zeitung im letzten Monat gewechselt?
5. Haben Sie eine Amalgamfüllung?
☐ Ja
☐ Nein
Ausreichend Optionen bieten!
Antwortmöglichkeit „Weiß nicht" angeben

6.2.2.2 Checkliste zur Kontrolle des Fragebogens

Was im Fragebogen beachtet werden sollte:
- Ist der ersten Frage besondere Sorgfalt gewidmet?
- Sind die Themenbereiche und Reihenfolge der Fragen angemessen?
- Wurden schwierige oder sensible Fragen gut durchdacht und formuliert?
- Gibt es die Kategorie „Keine Angaben"?
- Sind Filterfragen vorhanden?
- Ist das Layout angemessen (Format, Schrittgröße, Papierqualität)?
- Ist das Layout von Antworten angemessen (einheitlich)?

Was vor der Befragung für den Befragten klar gestellt sein sollte:
- Wer führt die Befragung durch?
- Wer ist verantwortlich, an wen kann ich mich wenden?
- Was ist der Zweck bzw. das Ziel der Untersuchung?
- Wer wird alles befragt?
- Was passiert mit den Ergebnissen?
- Können die Ergebnisse eingesehen werden?
- Wie viel Zeit muss ich investieren?

Wichtig!
- Jede Frage sollte im Fragebogen beantwortet werden.
- Mehrfachauswahl vermeiden falls nicht beabsichtigt
- Je einfacher die Skalierung, desto einfacher die statistische Auswertung
- Verschiedene Personen berücksichtigen (Forscher, Interviewer, Befragte, Datenmanager, Statistiker)
- Fragen kurz, einfach und eindeutig gestalten
- Neutral formulieren: Begriffe wie besser, gesünder etc. vermeiden

Angemessener ist die Formulierung → Wie beurteilen Sie …
- Vortesten! Vortesten! Vortesten! Vortesten! Vortesten!

Tab. 6.2 Fragebogen Überprüfung nach Beywl/Schepp-Winter 2000

- Gibt es überflüssige Fragen?
- Sind alle Fragen leicht zu verstehen?
- Können die Befragten die Fragen sinnvoll beantworten?
- Können die Befragten die Anleitung verstehen?
- Enthält der Fragebogen Abkürzungen, Fachausdrücke, umgangssprachliche Ausdrücke, die vielleicht nicht von allen verstanden werden?
- Ist die Zahl der Antwortkategorien groß genug, sodass Differenzierungen möglich sind/klein genug, sodass in der Auswertung nicht mehrere Antwortkategorien leer bleiben?
- Ist der Bogen logisch aufgebaut?
- Lassen sich Einleitung, Überleitungen, ... flüssig lesen?
- Hält der Fragebogen das Interesse der Befragten aufrecht?

6.2.2.3 Pilotphase

- Fragebogen immer vorab testen, da nicht jeder die Fragen so versteht wie derjenige, der sie entworfen hat
- Mehrmals bei verschieden Personen testen und verbessern
- Pretest durchführen und nach den Kriterien von Beywl/Schepp-Winter überprüfen (evtl. erneuter Pretest)

→ Fragen und Antworten optimieren

- Zweideutigkeiten in Fragen und Antworten entfernen
- Zeitaufwand abschätzen

6.2.2.4 Evaluation nach Datenerhebung

Die Rücklaufrate sollte, wenn möglich, immer berechnet und angegeben werden. Außerdem sollte diskutiert werden, wie mit fehlenden Daten umgegangen wird.

6.2.2.5 Bias in Fragebogen Datenerhebung

- Nicht alle Fragen im Fragebogen werden richtig verstanden
- Sprache kann eine Barriere sein
- Auslassen einzelner Antworten ist häufig
- „Sozial unerwünschte" Handlungen werden nicht wahrheitsgemäß beantwortet (Alkoholiker, Raucher neigen dazu den Konsum niedriger anzugeben)
- Fragen zu Drogenkonsum oder Sex werden häufig nicht beantwortet (Angst/Peinlichkeit)

Literatur

Boynton PM, Greenhalgh T. Selecting, designing, and developing your questionnaire. BMJ. 2004;328 (7451):1.312–5.

Dillman, Don A. (1978). Mail and telephone surveys. The total design method. New York: Wiley :122

Lienert & Raatz: Testaufbau und Testanalyse. Beltz, Psychologie-Verl.-Union, Weinheim, 1994

Beispiel: Fragebogen-Entwicklung mit der Fragestellung: Soziale Ungleichheit in der Gesundheitsversorgung

Soziale Ungleichheit in der Gesundheitsversorgung

Hypothese: Sozial schwächere Patienten werden in der Notaufnahmestation im Nachtdienst schlechter behandelt als die sozial Stärkeren (in Berlin).

Quantitative Datenerhebung

Erhebungsart: Schriftliche Befragung in Form eines Fragebogens

Fragebogenumfang: 4 Seiten mit 12 Fragen (sozialen Schicht), 21 Fragen (Gesundheitsversorgung)

Pretest: Ein Pretest wird durchgeführt und nach den Kriterien von Beywl/Schepp-Winter, (2000) überprüft. (evtl. erneuter Pretest)

Stichprobengröße: n = Beratung beim Statistiker

Population: Alle (über 18 Jahre), die in der Krankenhaus Notaufnahmestation zur Behandlung kommen (inkl. Derer, die das Krankenhaus ohne Behandlung wieder verlassen).

(Keine intensivpflichtigen Patienten, da hier in den meisten Fällen die Maximalversorgung stattfindet und die Patienten meistens nicht in der Lage sind Fragebögen zu beantworten)

Erhebungszeitraum: 1.5.2012 bis 1.5.2013 um evtl. saisonabhängige Unterschiede zu vermeiden.

Erhebungssort: Alle Krankenhäuser mit einer Notaufnahme in Berlin.

Durchführung: Schriftliche Befragung mit Fragebogen

(2 Seiten zur sozialen Schicht, 2 Seiten zur Gesundheitsversorgung).

Ablauf: Der Fragebogen soll während der Wartezeit auf den Entlassungsbrief ausgefüllt werden. Falls eine stationäre Aufnahme erfolgt, wird der Fragebogen am folgenden Tag ausgefüllt. Patienten, die ohne Behandlung das Krankenhaus wieder verlassen, erhalten bei der Unterschrift „Entlassung gegen den Ärztlichen Rat" den Fragebogen mit einem frankierten Briefumschlag.

Primäres Outcome: Zufriedenheit, Wartezeit, Arzt-Patient-Beziehung

Sekundäres Outcome: Demographie der Patienten in der Notaufnahme (Alter, soziale Schicht, Staatsangehörigkeit).

Datenrekrutierung: Erinnerung an das Krankenhaus/Notaufnahme in regelmäßigen zeitlichen Abständen.

Datenbereinigung: Nicht sachgemäß ausgefüllte Fragebögen und fehlende Informationen analysieren und ggf. aussortieren.

Statistische Auswertung: SAS, SPSS

Genaue Zielsetzung und Definition

Forschungsfrage

Der Nachtdienst stellt für jeden, auch erfahrenen Arzt oder Angehörigen des Medizinpersonal eine besondere Herausforderung dar. Durch das immer noch vorhandene 24-Stunden-Dienst-System (Nachtdienst wird definiert als die Uhrzeit von 20 Uhr bis zum nächsten Tag um 8 Uhr), nicht ausreichendes Personal im Nachtdienst sowie die Besonderheiten der Unfälle bzw. Verletzungen ist es nicht immer leicht für einen Arzt oder für Medizinpersonal, einen Patienten schnell und zufriedenstellend zu behandeln. Besonders in der Notaufnahmestation im Nachtdienst sind lange Wartezeiten und kurze Behandlungen nicht selten. Es stellt sich hierbei die Frage, ob es (in Berlin) Unterschiede in der Versorgung nach der sozialen Schicht gibt.

Zielsetzung

Die Zielsetzung der Studie sollte die Klärung sein, ob in der ambulanten Notaufnahmebehandlung im Nachtdienst ebenfalls sozialschichtabhängige Ungleichheiten in der Versorgung bestehen wie sie in anderen Bereichen beschrieben wurden. (Mielck, H 2006, Mielck, H 2000, Tiesmezer K 2007)

Hypothese

Sozial schwächere Patienten werden in der Notaufnahmestation im Nachtdienst schlechter behandelt als die sozial Stärkeren (in Berlin).

Operationalisierung der zentralen Konzepte

Probanden Merkmale

Alter: Das Alter wird als frei einzutragenden Text abgefragt. Dies kann nachher, wenn nötig, als eine Ordinal-Sklalierung in Altersgruppen dargestellt werden.

Geschlecht: binäre Skalierung

Staatsangehörigkeit: freie Abfrage

Familienstand: nominal skaliert

Versicherungsstatus: nominal skaliert

Sozialschicht

„Soziale Schicht" ist ein Begriff, der „eine Kategorie von Gesellschaftsangehörigen bezeichnet, die hinsichtlich der vertikalen Sozialstruktur bzw. der sozialen Ungleichheit gemeinsame Merkmale aufweisen: insbesondere gleiche o. ä. sozioökonomische Lage (Stellung im Berufsleben, Einkommens- und Vermögenssituation), Lebenschancen und soziale Anerkennung Sozialprestige)" (Hillman 1994).

Für eine genaue Zuordnung der sozialen Schicht hat sich der Sozialschichtindex nach Winkler bewährt. Er drückt die Komplexität sozialer Differenzierung in Rücksicht auf verschiedene Faktoren in einer einzigen Maßzahl aus und fasst mit Einkommen, beruflicher Position und Schulbildung die am häufigsten verwendeten Indikatoren sozialer Differenzierung zusammen (Winkler J 1999, Winkler J 1998).

Ebenso ist entsprechend der DAE-Empfehlung (Deutsche Arbeitsgemeinschaft Epidemiologie) die soziale Schicht aus Einkommen, Bildung und beruflicher Position zusammengesetzt. Neben diesen Merkmalen werden von einigen Autoren weitere Indikatoren sozialer Ungleichheit in das Schichtkonzept aufgenommen, über die jedoch keine Einigkeit besteht. Es wird daher von der DAE empfohlen, sich auf die genannten drei Aspekte zu beschränken (Jöckel KH 1998).

Bildung

Hier wird nach dem höchsten Ausbildungsabschluss gefragt. Die Kategorisierung von „Bildung" ist durch die unterschiedlichen Bildungssysteme verschiedener Länder nicht einfach. Zusätzlich erschwert das unterschiedliche Bildungssystem der Bundesrepublik von dem der DDR die genaue Erfassung (Hoffmeyer-Zlotnik, J. H. P. 1997). Um einen Kompromiss zwischen Ausführlichkeit und Länge zu setzen wurde es in den folgenden sechs Kategorien abgefragt; (noch) ohne Abschluss, Volks/Hauptschule, Mittlere Reife-Realschule, Abitur/Fachabitur, Hochschulabschluss, Promoviert.

Berufliche Statusposition

Auch die Komplexität der beruflichen Statusposition erschwert die genaue Erfassung. Die berufliche Statusposition wird hier in neun Kategorien codiert; Selbstständig, Ausbildung, Un-/Angelernte, Facharbeiter, Angestellte, Beamter/Beamte, Akademiker, oberste Position/Professor und keine Angabe.

Haushaltsnettoeinkommen

Das Haushaltsnettoeinkommen wurde wie auch vom DAE empfohlen in einer zweistufigen Abfrage erhoben. Es wird zuerst offen nach dem Einkommen gefragt. Denjenigen, die die genaue Einkommenshöhe nicht angeben wollen oder können, wird dann im zweiten Schritt eine Liste mit Einkommensklassen vorgelegt, auf der sie sich einstufen sollen.

Da aber auch viele Einkommensbezieher nicht alleine über ihr Einkommen verfügen, sondern dieses mit den anderen Personen im Haushalt teilen, ist zur Bestimmung des Äquivalenzeinkommens die zusätzliche Bestimmung für die Haushaltsgröße und das Alter der Haushaltsmitgliedererforderlich.

Versorgung im Krankenhaus

Die Gesundheitsversorgung im Krankenhaus zu erfassen, um dies später differenzieren zu können, unterliegt besonderen Schwierigkeiten. Es wird versucht durch die folgenden verschiedenen Merkmale die Versorgung zu erfassen.

- Arzt-Patient-Beziehung (Vertrauen in Arzt, Arztverhalten, ausreichende Information, Beteiligung an Entscheidungen, Kommunikation)
- Wartezeiten bis zur Behandlung
- Dauer des Behandlungsgespräches
- Wurde Anliegen des Arztbesuches erfüllt
- Verbesserung des Gesundheitszustands seit der Behandlung
- Persönliches Empfinden
- Etc.

Berücksichtigung bei der Befragung

Da die sozial schwächere Gruppe in der Erfassung besonders berücksichtigt werden muss wird die Skalierung einheitlich ordinal in fünf Kategorien „stimmt gar nicht" bis „stimmt völlig" durchgeführt. Auch werden aufgrund eventuell bestehender schlechter Deutschkenntnisse wenig offene Fragen gestellt.

Fragebogen

1 Seite Einführung, 2 Seiten Soziale Merkmale, 2 Seiten Versorgung

Fragebogen zur Versorgung in der Notaufnahme im Nachtdienst

Liebe Patientin, lieber Patient!

Der Fragebogen befasst sich mit Ihren Erfahrungen während der Notaufnahme-Behandlung. Damit Ihnen die Beantwortung der Fragen und Aussagen etwas leichter fällt, finden Sie im folgenden einige Erläuterungen und Beispiele:

Sie haben die Möglichkeit, Ihre Antworten zu den Fragen abzustufen. Bitte kreuzen Sie jeweils nur eine Antwortmöglichkeit an, und zwar diejenige, die Ihrer Erfahrung am meisten entspricht.

Beispiel: „Die Betreuung war zufriedenstellend."

stimmt	stimmt	stimmt	stimmt	stimmt
gar nicht	kaum	teils	ziemlich	völlig
[0]	[1]	[2]	[3]	[4]

Einige Fragen vervollständigen Sie bitte durch Ankreuzen des zutreffenden Kästchens.

Beispiel: „Wie wurden Sie in das Krankenhaus aufgenommen?"

Notfall	geplante Einweisung
□	□

Dort, wo es erforderlich ist, tragen Sie bitte eine Zahl oder freien Text ein.

Beispiel: „Wie alt sind Sie?" .... Jahre

Bitte beantworten Sie alle Fragen und Aussagen so sorgfältig wie möglich!

Alle Angaben in diesem Interview werden vollständig anonym gehalten.

Bei Fragen wenden Sie sich bitte an Dr. Yoon

Tel: (030) 000 xxxx

Datum: ____________________Tag/Monat/Jahr v1 ____________ Uhrzeit v1–1

Wie alt sind sie? ________ Jahre v2

Welches Geschlecht haben Sie? □ männlich v3 □ weiblich v3

Welche Staatsangehörigkeit haben Sie? ____________________________ v4

Welchen Familienstand haben Sie? v5
□ ledig v5–1
□ verheiratet v5–2
□ geschieden v5–3
□ verwitwet v5–4

Welchen Versichertenstatus haben Sie? v6
□ ohne Versicherung v6–1
□ gesetzlich versichert v6–2
□ mit Zusatzversicherung v6-2-1
□ privat versichert v6–3

Wie lautet Ihr höchster erreichter Schulabschluss? v7	☐ (noch) ohne Abschluss v7–1 ☐ Volks-, Hauptschule v7–2 ☐ Mittlere Reife, Realschule v7–3 ☐ Abitur, Fachabitur v7–4 ☐ Hochschulabschluss v7–5 ☐ Promoviert v7–6
Welche Berufliche Position haben Sie? v8	☐ Selbstständig v8–1 ☐ in Ausbildung v8–2 ☐ Un-/Angelernte v8–4 ☐ Facharbeiter v8–5 ☐ Angestellte v8–6 ☐ Beamter/Beamte v8–7 ☐ Akademiker v8–8 ☐ oberste Position/Professor v8–9 ☐ keine Angabe v8–10
Wie hoch ist Ihr eigenes monatliches Nettoeinkommen? v10 (Anonymität gewährleistet)	______________ Euro v10–1 ☐ kein eigenes Einkommen v10–2 ☐ keine Angabe v10–3

Welcher Buchstabe von dieser Liste hier auf Ihr Netto-Einkommen trifft zu? v11–1 bis v11–20 (Anonymität gewährleistet) ______________

B	Unter 300 €	S	4.000 bis unter 4.500 €
T	300 bis unter 600 €	K	4.500 bis unter 5.000 €
P	600 bis unter 1.000 €	O	5.000 bis unter 5.500 €
F	1.000 bis unter 1.400 €	C	5.500 bis unter 6.000 €
E	1.400 bis unter 1.800 €	G	6.000 bis unter 6.500 €
H	1.800 bis unter 2.200 €	U	6.500 bis unter 7.000 €
L	2.200 bis unter 2.500 €	J	7.000 bis unter 7.500 €
N	2.500 bis unter 3.000 €	V	7.500 bis unter 10.000 €
R	3.000 bis unter 3.500 €	Q	10.000 bis unter 15.000 €
M	3.500 bis unter 4.000 €	W	15.000 € und mehr

Wie hoch ist das monatliche Nettoeinkommen Ihres Haushalts insgesamt? v12	______________ Euro v12–1 ☐ kein eigenes Einkommen v12–2 ☐ keine Angabe v12–3

Welcher Buchstabe von dieser Liste hier auf das Netto-Einkommen Ihres Haushalts trifft zu? v13–1 bis v13–20 (Anonymität gewährleistet) ______________

Wie viele Personen in ihrem Haushalt sind 18 Jahre oder älter? ________ v14

Was war der Grund für die Notaufnahme? V15	☐ Unfall v15–1 ☐ Plötzliche Beschwerden v15–2 ☐ Herz v15-2-1 ☐ Magen Darm v15-2-2 ☐ Niere v15-2-3 ☐ Rücken v15-2-4 ☐ Extremitäten (Arme, Beine) v15-2-5 ☐ Rücken v15–3 ☐ Kopf v15–4

Versorgung

	stimmt gar nicht	stimmt kaum	stimmt teils	stimmt ziemlich	stimmt völlig
Ich empfand die Wartezeit von der Aufnahme bis zur Behandlung als zu lang. v16	[0]	[1]	[2]	[3]	[4]
Schon vor der ärztlichen Behandlung wurde ich vom Pflegepersonal aufgrund meiner Beschwerden behandelt. v17					

Auf meine Schmerzen und Beschwerden hat das Personal immer hilfreich reagiert. v18
Das Personal wirkte auf mich schon mal übermäßig gestress, müde oder gereizt. v19
Die Ärzte waren bei unvorhergesehenen Ereignissen oder Problemen immer sofort zur Stelle. v20
Die behandelnden Ärzte waren zu mir freundlich? v21
Die Ärzte haben die erforderlichen Maßnahmen sicher und gründlich durchgeführt. v21
Es hat mich gestört, dass Untersuchungen im Beisein fremder Menschen durchgeführt wurden. v22
Die Zeit, die Ärzte für mich persönlich zur Verfügung hatten, war nicht ausreichend. v23
Die Wartezeiten zwischen den Untersuchungen waren unangenehm lang. v24
Ich wurde Schritt für Schritt über Maßnahmen und Zwischenergebnisse der Behandlung aufgeklärt. v25
Die behandelnden Ärzte beantworteten mir alle offenstehenden Fragen. v26
Art und Ursache der Krankheit sind mir bis jetzt eigentlich unklar geblieben. v27
Die Ärzte gaben mir die Empfehlung bei neuen Komplikationen wiederzukommen. v28
Das Anliegen des Arztbesuches wurde erfüllt. v29
Ich habe das Gefühl, dass die Ärzte meine Beschwerden nicht ernst genommen haben. v30
Ich habe das Gefühl, dass der Arzt eine Behandlung trotz Notwendigkeit nicht durchgeführt hat. v31
Ich fühle mich dank der Behandlung wieder besser. v32
Die Behandlung war insgesamt Zufriedenstellend. v33
Auch in Zukunft werde ich mich bei einem erneuten Notfall in diesem Krankenhaus behandeln lassen. v34

*Alle Kodierungen von v16 bis v34 haben die Unterkodierung v(X)-1 bis v(X)-5

Wie beurteilen Sie Ihren Klinikaufenthalt insgesamt? v35–1 bis v35–10
Sehr schlecht → Ausgezeichnet
[0] [1] [2] [3] [4] [5] [6] [7] [8] [9]

Vielen Dank für Ihre Mitarbeit!
v = Variable
Jede einzelne Frage wurde mit „v" gekennzeichnet das spätere für die Kodierung dienen soll. (➤ Kap. 7.1)
Der Fragebogen, den die Patienten erhalten, weist keine „v" markierung auf.

Diskussion: Eine Abschätzung der Stärken und Schwächen des Forschunganſatzes

Ist die Methode angemessen

Es gibt klare Vor und Nachteile der schriftlichen Befragung (Gerl, Herbert/Pehl, Klaus, 1983). Die schriftliche Befragung reduziert deutlich die Aktivität der Beteiligten. Ebenso gibt es systematische

Ausfälle (Leute mit höherem Bildungsniveau antworten eher als Leute mit niedrigem Bildungsniveau). Es ist nicht nachvollziehbar, ob der gewählte Befragte den Fragebogen selber ausgefüllt hat oder doch evtl. die Begleitperson. Vorteile sind die schnelle und umfangreichere Probandenerfassung. Besonders bei quantitativen Methoden (wie das hier der Fall ist) ist sie von Vorteil.

Ist die Methode der Messung der sozialen Schicht angemessen?

Die Analyse des sozialen Status nach den Empfehlungen der GPE besteht aus den drei Merkmalen Einkommen, Bildung und beruflicher Position. Anhand der eingeschränkten Länge des Fragebogens ist aber die genau nach der Empfehlung gerichtete Erfassung nicht möglich. Da der Fragebogen aber auch Versorgungfragen beinhaltet und insgesamt maximal 25 Einheiten, bzw. 10 Minuten Zeitaufwand nicht überschreiten sollte (Bosnjak, Michael/Batinic, Bernad, 1999), Gräf, Lorenz, 1999) ist die Länge sowie die Befragung der sozialen Schicht angemessen.

Sind die Fragen zur Messung der Gesundheitsversorgung in der Notaufnahme angemessen? (Reliabilität, Validität)

An welchen anderen Merkmalen sollte Versorgungsqualität gemessen werden?

Diese Frage stellt die besondere Herausforderung in der Fragebogenentwicklung dar. Da es keine standardisieren Fragebögen für diese individuelle Forschungsfrage gibt, sollte ein vielfältiger Vergleich mit anderen ähnlichen Fragebögen stattfinden (z. B. FKKP; Fragebogen zur Krankenhausqualität bei Kurzzeitpatienten). Ebenso sollte ausreichend vorgetestet werden um Mängel oder Unverständlichkeiten des Fragebogens aufzudecken und zu verbessern. Auch die Checkliste in Punkt 4. erwähnt stellt hierbei eine gute Hilfe dar.

Eine Validierung des Fragebogens wird in diesem Forschungsansatz aufgrund der zeitlichen Begrenzung nicht machbar sein. Alternativ wäre eine Face-Validierung.

Ist der Fragebogen an sich angemessen?

- Ist der Fragebogen zu lang?
- Wird alles gemessen, was gemessen werden soll?
- Kann man alle Patienten mit dem Fragebogen erfassen?
- Treffen alle Kriterien auf alle Patienten zu?
- Können sozial schwache Schichten den Fragebogen sachgemäß beantworten?
- Gibt es Schwierigkeiten bei der Beantwortung durch mangelnde Deutschkenntnisse?

All diese Punkte wurden in der Fragebogenentwicklung berücksichtigt. Die Länge des Fragebogens reicht leider mit 13 Fragen zur sozialen Schicht und 21 Fragen zur Gesundheitsversorgung etwas über das Maß hinaus. Dies muss noch durch das mehrfache Vortesten angepasst werden.

Gibt es Schwierigkeiten in der Durchführung?

Es sollte ein Pilot-Test durchgeführt werden um die bestehenden fehlerhaften oder verbesserungswürdigen Punkte aufzudecken. Falls unerwartete Schwierigkeiten in der Durchführung auftreten besteht die Möglichkeit, diese noch vor der Studie zu verbessern.

Ergänzung durch die Quantitative Methode

Mithilfe verschiedener Erhebungsverfahren kann man eine höhere Validität erzielen. Dies ist auch der Grund, weswegen man qualitative und quantitative Methoden zusammen anwenden sollte. In diesem Studiendesign wird nicht weiter auf die qualitative Methode eingegangen.

Schlussfolgerung

Insgesamt stellt dieses Konzept einen guten Ansatz zur Beantwortung der Forschungsfrage dar. Dennoch ist die Überprüfung und Weiterentwicklung des Fragebogens durch vielfältiges Testen nötig. Ebenso sollte eine Pilotenstudie durchgeführt werden, um daraus die noch bestehenden Probleme oder Schwierigkeiten im Fragebogen sowie im Studiendesign zu erkennen und bestmöglich zu beseitigen. Nur dadurch kann gewährleistet werden, dass eine präzise Erfassung der Daten wie Probanden-Charakteristika, Sozialstatus und Gesundheitsversorgung möglich ist.

6.3 Gütekriterien

6.3.1 Reliabilität (= Zuverlässigkeit)

Die Reliabilität ist die Zuverlässigkeit einer Messung (Präzision). Sie gibt an, ob ein Messergebnis bei einem erneuten Versuch unter den gleichen Umständen genauso ausfällt wie beim ersten Versuch.

> **Beispiel**
> Eine reliable Frage ist „Wie viele Studenten sind in ihrem Semester?" Dagegen hat die Frage „Wie viele kluge Studenten sind in ihrem Semester" eine geringe Reliabilität, da unklar ist, wie „klug" definiert ist und dadurch unterschiedliche Einschätzungen zu Stande kommen können.

6.3.2 Reliabilitäts-Testmethoden

Test und Re-Test

- Ein Test wird zweimal zeitlich versetzt durchgeführt
- Die Zuverlässigkeit der Ergebnisse wird anhand der Abweichungen zwischen den Ergebnissen des ersten Tests und des zweiten Tests gemessen

Paralleltest: Parallelformen des Tests werden an ein und derselben Probandengruppe durchgeführt.

Testhalbierung: der Test wird in zwei Hälften unterteilt und an den Probanden durchgeführt.

6.3.3 Validität (= Gültigkeit)

Die Validität ist die Eignung eines Messverfahrens bezüglich ihrer Zielsetzung.

> **Beispiel**
> Der Versuch, die „Intelligenz" der Studenten anhand ihrer Schuhgröße zu messen ist ein Beispiel für eine nicht-valide Messung. Die Prüfungsergebnisse oder ein IQ-Test wären eine valide Messung für die „Intelligenz" der Studenten.

6.3.3.1 Face validity

Übereinstimmung der Ergebnisse mit den subjektiven Einschätzungen von Experten (Expertenbefragung).

6.3.3.2 Inhaltsvalidität = Kontentvalidität (Content Validity)

Inhaltsvalidität ist ein Baustein der Konstruktvalidität. Sie liegt vor, wenn die durch Messung erfassten Inhalte denjenigen Inhalt darstellen, der gemessen werden soll. Inhaltsvalidität kann nicht objektiv und quantitativ bestimmt werden und wird daher durch Experten und den Experimentator beurteilt.

6.3.3.3 Kriteriumvalidität (Criterion validity)

- Kriterium = Außenkriterium (z. B. ein anderer Test)
- Validität wird durch einen Vergleich mit einem Außenkriterium verglichen
- Dient der Überprüfung ob ein Verfahren das angestrebte Merkmal gültig misst

6.3.3.4 Übereinstimmungsvalidität (Concurrent validity)

Die Übereinstimmungsvalidität gibt an, ob das Ergebnis einer Messung mit einer anderen Messung übereinstimmt. Die Erhebung des Außenkriteriums (z. B. anderer Test) fand gleichzeitig mit der Messung statt.

Beispiel
Ein neu entwickelter psychologischer Test wird getestet und gleichzeitig mit einem schon validierten Test verglichen. Beide Ergebnisse stimmen überein.
Vorhersagevalidität (Predictive validity)
Die Vorhersagevalidität gibt an ob mit dem Testergebnissen sich vorhersagt, was er vorhersagen soll. Das Außenkriterium wird nach der Messung erhoben

Beispiel
Das Testergebnis eines Patienten zeigt einen Lungenkrebs im Endstadium. Gemäß des Testergebnisses wird der Patient voraussichtlich weniger als 1 Jahr überleben.
Der Patient stirbt nach 6 Monaten an den Folgen des Lungenkrebses. → Das Testergebnis hat eine Vorhersagevalidität.

6.3.3.5 Konstruktvalidität (Construct Validity)

- Konstruktvalidität liegt vor, wenn Messungen das erfassen, was sie erfassen sollen (nicht die einzelnen Punkte einer Messung, sondern die Messung an sich als Gesamtkonzept in der Studie)
- Das Erhebungsverfahren muss in ein theoretisches Konzept eingebettet sein und sollte mit bestehenden Theorien übereinstimmen
- Theoretische Kenntnisse sind Voraussetzung

Konvergenzvalidität

Ist gegeben wenn zwei unterschiedliche Methoden dasselbe Konstrukt übereinstimmend messen.

Diskriminanzvalidität

Man spricht von Diskriminanzvalidität, wenn die Ergebnisse zweier Methoden, die unterschiedliche Konstrukte messen, wenig oder kaum übereinstimmen.

6.3.3.6 Interne Validität

Beschreibt die Validität der Schlussfolgerungen hinsichtlich der Studienpopulation.

6.3.3.7 Externe Validität

Externe Validität beschreibt die Validität der Schlussfolgerungen hinsichtlich der Repräsentativität/Generalisierbarkeit auf der Gesamtbevölkerung.

Wichtig
Eine gute interne Validität ist die Grundlage für eine gute externe Validität

6.3.4 Objektivität

Wie unabhängig ist das Messergebnis von dem, der die Messung durchführt (Untersucherunabhängigkeit)?

6.3.5 Systematische Messfehler

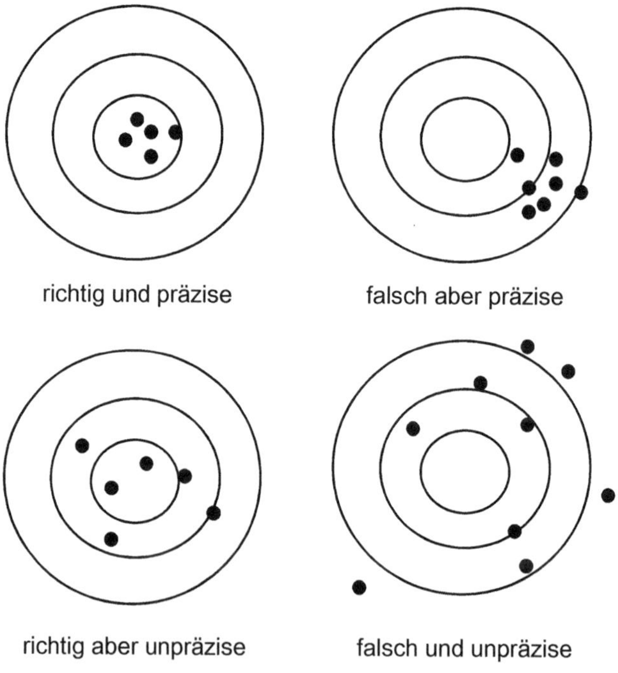

Abb. 6.1 Systematische Messfehler

6.4 Lebensqualität Messinstrumente

Quality Adjusted Life Years = QALY (Qualitäts-bereinigte Lebensjahre)

- ist eine Kennzahl für die Bewertung eines Lebensjahres in Relation zur Gesundheit
- Ein QALY von 1 bedeutet ein Jahr in voller Gesundheit, während ein QALY von 0 einem Versterben entspricht.

Disability Adjusted Life Years = DALY (um Behinderungen bereinigte Lebensjahre)

- DALY = YLL + YLD
- YLL – Years lived with Disability: durch vorzeitigen Tod verlorene Lebensjahre
  - YLL = N x L
  - N = number of deaths
  - L = standard life expectancy at age of death in years
- YLD – Years of Life lost: mit Behinderung gelebte Lebensjahre
  - YLD = I x DW x L
  - I = number of incident cases
  - DW = disability weight
  - L = average duration of the case until remission or death (years)

6.4.1 QALY

Vorteile

- Verhältnismäßig einfach umsetzbar
- Integration von Effekten auf Lebenslänge und Qualität
- Insgesamt nur wenige Einschätzungen erforderlich, um Vielzahl von Zeitpfaden der Gesundheit bewerten zu können

Nachteile

- Zahlungsfähigkeit und Willigkeit spielen keine Rolle
- Bewertungen stimmen nicht unbedingt mit der Einschätzung der Individuen überein
- Systematischer Einfluss der (erwarteten) Restlebenszeit
- Bei Erkrankungen, bei denen nicht die Verlängerung des Lebens sondern die Reduzierung krankheitsbedingter Beeinträchtigungen oder die Verbesserung der Lebensqualität im Mittelpunkt der Behandlung steht, ist die Bestimmung und die Interpretation von QALYs problematisch
- Bei der Gegenüberstellung von Kosteneffektivitätsrelationen wird der Aspekt der Versorgungsgerechtigkeit häufig vernachlässigt

6.4.2 DALY

Vorteile

- Möglichkeit des länder- und kulturübergreifenden Einsatzes
- QALY beinhaltet keine speziellen Bewertungen oder Methoden, die verwendet werden, um Präferenzen für einzelne Bewertungen herauszufinden. Daher sind DALYs eine Form der QALYs,

in der die Bewertungen vereinheitlicht wurden und die in zunehmendem Maße in internationalen Analysen verwendet werden.

Nachteile

- Die zu erwartenden Lebensjahre sind in jeder Bevölkerung unterschiedlich. Somit hängen die verlorenen Lebensjahren von der Bevölkerung ab
- Es gibt Unterschiede bei den erwartenden Lebensjahren bei Frauen und Männern
- Wie wird „Disability" definiert?

> **Info**
> Der SF-36 ist ein krankheitsübergreifendes Messinstrument zur Erfassung der gesundheitsbezogenen Lebensqualität von Patienten. (in 170 Sprachen verfügbar)
> http://www.testzentrale.de/programm/sf-36-fragebogen-zum-gesundheitszustand.html (letzter Zugriff? 9.10.2013)
> http://adipositas-hamburg.de/fileadmin/frontend/media/SF36_LQ_Fragebogen_01.pdf (letzter Zugriff? 9.10.2013)

Literatur

Beywl, Wolfgang/Schepp-Winter, Ellen (2000). Zielgeführte Evaluation von Programmen: ein Leitfaden. Materialien zur Qualitätssicherung in der Kinder- und Jugendhilfe. BUNDESMINISTERIUM für Familie, Senioren, Frauen und Jugend. Heft Qs 29. September 2000: 57

Bosnjak, Michael/Batinic, Bernad (1999) S.156:Determinaten der Teilnahmebereitschaft an internet-basierten Fragebogenuntersuchungen am Beispiel E-Mail.In: Batinic, Bernad/Werner, Andreas/Gräf, Lorenz/Bandilla, Wolfgang (Hrsg.):Online research: Methoden, Anwendungen und Ergebnisse.Göttingen u. a.: Hofgrefe Verlag für Psychologie : 145–158.

Brennecke Einkommen und Gesundheit-Längsschnittanalysen mit dem Sozio-ökonomischen Panel (SOEP) Deutsches Institut für Wirtschaftsforschung

Dillman, Don A. (1978). Mail and telephone surveys.The total design method. New York: Wiley :122

Franke K, Wald A (2006). Möglichketen der Triangulation quantitativer und qualitativer Methoden in der Netzwerkanalyse. Verlag für Sozialwissenschaften

Fuchs J. (1995). Einkommen die Gesundheit? Analysen mit dem Sozio-ökonomischen Panel, in: Das Gesundheitswesen 11/95, 746 ff.

Gerl, Herbert/Pehl, Klaus (1983). Evaluation in der Erwachsenenbildung. Bad Heilbrunn/Obb.: Klinkhardt : 15–92.

Gräf, Lorenz (1999) S.161: Optimierung von WWW-Umfragen: Das Online Pretest-Studio. In: Batinic, Bernad/Werner, Andreas/Gräf, Lorenz/Bandilla, Wolfgang (Hrsg.):Online research: Methoden, Anwendungen und Ergebnisse.Göttingen u. a.: Hofgrefe Verlag für Psychologie: 159–178.

Helmert (2000). Müssen Arme früher sterben? Soziale Ungleichheit und Gesundheit in Deutschland Weinheim:Juventa

Hoffmeyer-Zlotnik, J. H. P. (1997). Das Erfassen von „Bildung" im interkulturellen Vergleich, in: S. Hradil (Hrsg.): Differenz und Integration. Die Zukunft moderner Gesellschaften. Verhandlungen des 28. Kongresses der Deutschen Gesellschaft für Soziologie in Dresden 1996, Frankfurt/M., Campus: 908–925.

Hradil (2001). Soziale Ungleichheit in Deutschland, 8. Aufl., Opladen: Leske + Budrich

Jöckel KH, Babitsch B, Bellach BM, Bloomfield K, Hoffmeyer-Zlotnik J, Winkler J (1998). Empfehlungen der Arbeitsgruppe „Epidemiologische Methoden" in der Deutschen Arbeitsgemeinschaft Epidemiologie der Gesellschaft für Medizinische Informatik, Biometrie und Epidemiologie (GMDS) und der Deutschen Gesellschaft für Sozialmedizin und Prävention (DGSMP) zur Messung und Quantifizierung soziodemographischer Merkmale in epidemiologischen Studien. In: Ahrens W, Bellach BM, Jöckel KH (Hrsg.). Messung soziodemographischer Merkmale in der Epidemiologie. RKI Schriften 1/98 MMV Medizin Verlag, München

Marmot M, Wilkinson RG (2006). Social Determinants of Health. New York: Oxford.

Mielck A, Reisig V, Rathmann W (2005). Health inequalities among persons with type 2 diabetes.Gesundheitswesen 67 (1 Suppl): 137-S143.

Mielck (2000). Soziale Ungleichheit und Gesundheit. Empirische Ergebnisse, Erklärungsansätze, Interventionsmöglichkeiten. Bern: Verlag Hans Huber

Mielck, Helmert (2006). Vergleich zwischen GKV- und PKV-Versicherten: Unterschiede bei Morbidität und gesundheitlicher Versorgung, S. 32–52 in: Jan Böcken, Bernard Braun, Robert Amhof, Melanie Schnee (Hrsg.) (2006): Gesundheitsmonitor 2006. Gesundheitsversorgung und Gestaltungsoptionen aus der Perspektive von Bevölkerung und Ärzten. Gütersloh: Verlag Bertelsmann Stiftung.

Rolf Rosenbrock, Susanne Kümpers (2006). Gesundheitliche Ungleichheit 371–388 Wiesbaden: Verlag für Sozialwissenschaften

Tiesmeyer K. (2007). Der Einfluss sozialer Faktoren auf den Edukationsbedarf onkologisch kranker Kinder und ihrer Familien. In: Tiesmeyer, K./Brause, M./Lierse, M./Lukas-Nülle, M./Hehlmann, T. (Hrsg.): Der blinde Fleck – Ungleichheiten in der Gesundheitsversorgung. Bern: Huber

Winkler J, Stolzenberg H (1999). Der Sozialschichtindex im Bundesgesundheitssurvey. Das Gesundheitswesen 1999 ; 61: 178–183

Winkler J (1998). Die Messung des sozialen Status mit Hilfe eines Index in den Gesundheitssurveys der DHP, in: Ahrens W, Bellach BM, Jöckel KH 1998: 69–74

Schnell, Rainer/Hill, Paul B./Esser, Elke (1999). Methoden der empirischen Sozialforschung.6., völlig überarbeitete u. erweiterte Auflage. München u. a.: Oldenbourg Verlag : 338

7 Skalierung und Kodierung

7.1 Skalierung

Skalierung

- Schon bei der Studienplanung sollte auf die Skalierung der Variablen geachtet werden
- Je nach der Skalierung werden verschiedene statistische Auswertverfahren benutzt
- Bei einer schon vorhandenen Datenbanken ist es wichtig zu wissen, wie die Variablen skaliert sind um den angemessenen statistischen Test zu finden

7.1.1 Kategoriale Skalierung

7.1.1.1 Ordinalskala

Bei einer ordinalskalierten oder ordinalen Variable sollen die Zahlen eine Rangordnung der Untersuchungseinheiten bezüglich der gemessenen Eigenschaft abbilden.

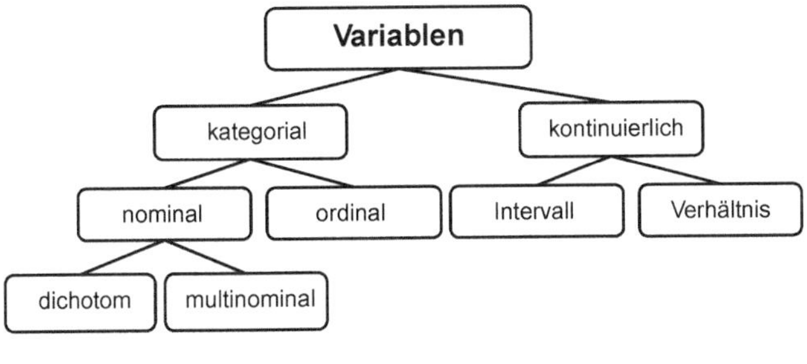

Abb. 7.1 Skalierung von Variablen

Von der wissenschaftlichen Fragestellung zur Publikation. http://dx.doi.org/10.1016/B978-3-437-31612-8.00007-9

Beispiel
Abitur-Note 1–15
Zufriedenheit (sehr zufrieden > eher zufrieden > eher unzufrieden > sehr unzufrieden)

7.1.1.2 Nominalskala

Bei einer nominalskalierten oder nominalen Variable haben die Zahlen lediglich unterscheidende Funktionen.

Beispiel
Hund = 1. Katze = 2, Maus = 3

7.1.1.3 Dichotomskala

Bei dichotomskalierten oder dichotomen (binären= zwei Merkmale) Variablen haben die Zahlen zwei Ausprägungen.

Beispiel
Die Variable Geschlecht hat die beiden Ausprägungen, weiblich und männlich und ist daher eine dichotome, nominal skalierte Variable.

7.1.2 Kontinuierliche Skalierung (Kardinalskala)

7.1.2.1 Intervallskala

- Bei einer intervallskalierten oder Intervall-Variable wird der Abstand von den Zahlen zueinander berücksichtigt
- Eine Intervallskala unterteilt sich immer in gleichgroße Skalenabschnitte
- Der Abstand und der Nullpunkt sind jedoch willkürlich festgelegt.

Beispiel
Jahreszahlen, Temperatur in Celsius.

7.1.2.2 Verhältnisskala

Im Unterschied zu Intervall Variable hat eine verhältnisskalierte oder Verhältnis-Variable einen absoluten Nullpunkt.

Beispiel
Blutdruck, Temperatur in Kelvin, Lebensalter
Skalierungsbeispiele

Skalenniveau	Beispiele
Nominalskala	Geschlecht (Mann/Frau)
Ordinalskala	Bundesligatabelle (Rang 1 bis 18)
Intervallskala	Temperatur (-100 °C bis 100 °C), Jahreszahlen
Verhältnisskala	Alter (0–99 Jahre)
Absolutskala	Einwohnerzahl eines Landes

7.2 Kodierung

- Mit der Kodierung ist die Eingabe der erfassten Daten in elektronische Datenbanken oder Software-Programmen gemeint
- Microsoft-Excel wird häufig als Kodierungssoftware benutzt
- Der Vorteil von Excel ist das man die Daten ohne Umformatierung in SPSS übertragen kann (auf Excel und SPSS Version achten. Unterschiedliche Versionen sind manchmal nicht kompatibel)
- Um die gesammelten Daten in Excel oder diversen Statistikprogrammen wie SPSS auszuwerten, muss die Kodierung weitestgehend in der Zahlen erfolgen
- Keine Wörter als Kodierung verwenden (Ein Computer erkennt keine Wörter, nur Zahlen!)
- Überkategorien weitestgehend in Subkategorien aufteilen und kodieren
- Wenn keine Daten vorhanden sind, das Feld frei lassen! Nicht mit „0" Kodieren, da „0" eine Information ist.

Beispiel

Mann = 1, Frau = 0
Röntgenuntersuchung = 1, kein Röntgen =0
CT-Untersuchung =1, kein CT = 0
Keine Daten vorhanden= Kodierungsfeld frei lassen!

7.3 Fehlende Daten

- Menschliche Fehler sind häufig. Daten immer noch einmal durchschauen
- Man sollte versuchen, die Daten zu vervollständigen so gut es geht
- Ungenügend oder fehlerhaft gesammelte Daten können nicht durch ausgefeilte statistische Analyse bereinigt werden!

Wenn es keine Möglichkeit gibt die fehlenden Daten zu vervollständigen, sollte eine der folgenden Optionen gewählt werden:

1. Es wird akzeptiert, dass der Wert fehlt und die Analyse wird ohne den Wert durchgeführt
2. Der Proband wird aus der Analyse ausgeschlossen
3. Fehlende Daten werden durch einen Durchschnittswert ersetzt
4. Beratung beim Statistiker

7.4 Excel für Datenkodierung und Auswertung mit SPSS

- Nur die erste Zeile mit den Variablen beschriften (SPSS erkennt keine doppelzeilig beschrifteten Variablen)
- Keine Zeichen wie . , : ; „/ in den Variablen verwenden. Lieber Abkürzungen verwenden (SPSS erkennt keine Spezialzeichen, die in den Variablen vorkommen)
- Bei deutschem Excel und SPSS Versionen bei Kommazahlen „Komma" verwenden
- Bei englischem Excel und SPSS Versionen bei Kommazahlen „Punkt" verwenden

Beispiel Datenkodierung 1

Richtig! Für die Auswertung mit SPSS nur erste Zeile mit Namen kodieren, keine Spezialzeichen verwenden.

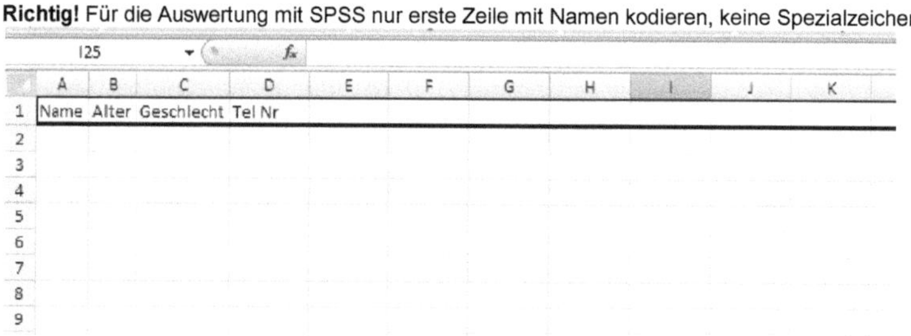

Falsch! Erste und zweite Zeile wurden mit den Variablen beschriftet.

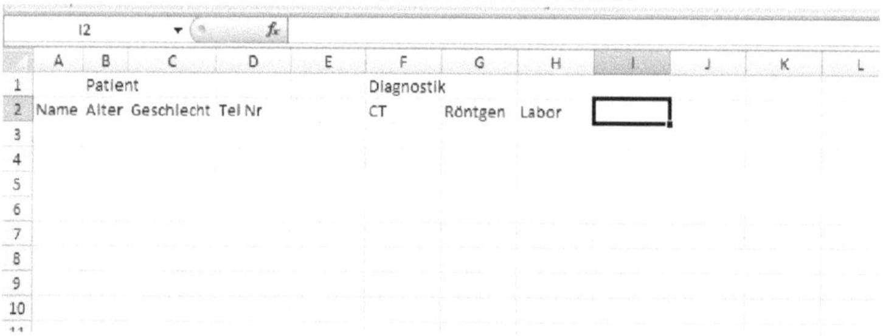

Falsch! Spezialzeichen wie . /- wurden verwendet.

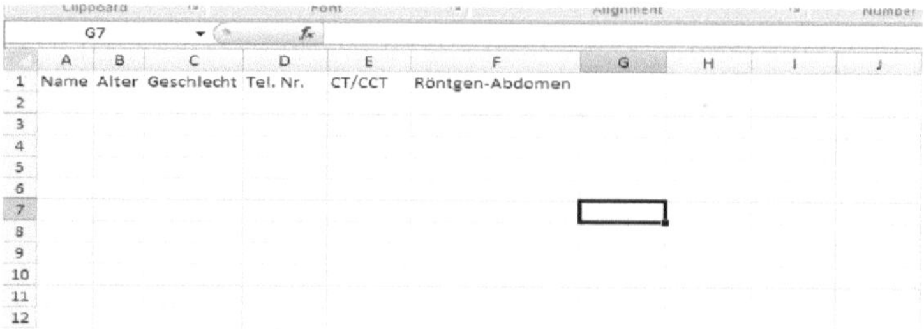

Beispiel Datenkodierung 2

Der Fragebogen aus Kapitel 6.2 wurde als Kodierungsvorlage verwendet
Die Variablen sind mit v1, v2 … v35–10 nummeriert.

I6

	A	B	C	D	E	F	G	H	I	J	K	L
1	Datum	Uhrzeit	Jahre	Geschlecht	Staatsangehörigkeit	ledig	verheiratet	geschieden	verwittwet	keine Versicherung	gesetzlich Versichert	
2												
3												
4												
5												
6												
7												
8												
9												
10												

G13

	A	B	C	D	E	F	G	H	I	J	K	L
1	Datum	Uhrzeit	Alter	Geschlecht	Staatsangehörigkeit	ledig	verheiratet	geschieden	verwittwet	keine Versicherung	gesetzlich Versichert	
2	01/04/2012	20:00	34	1	Deutsch	0	1	0	0	0	1	
3	31/07/2011	14:00	23	1	Türkisch	0	0	1	0	0	1	
4	19/09/2011	13:30	12	0	Deutsch	0	1	0	0	0	1	
5	14/09/2011	16:00	65	1	Ungarisch	0	0	1	0	1	0	
6	10/8/2011	23:13	43	0	Deutsch	0	0	1	1	0	1	
7	21/10/2011	3:00	78	1	Amerikanisch	0	1	0	0	0	1	
8												

Beispiel Datenkodierung 3, Excel-Tabelle (English Version)

n	Name	Geschlecht	Geb	Röntgen	CT	CCT	S100	S100 pathologisch	CGS (3-15)	GCS 13-15	GCS 12- 9	GCS <8	Thoraxtrauma	Intubation & Beatmung	Katecholamin pflichtig	Pneumothorax
1	Muster	1	1958	1	1	1	*1.99*	1					0	0	0	0
2	Meier	1	1964	1	1	0	*0.631*	1	15	1	0	0	0	0	0	0
3	Müller	1	1942	1	1	0	*0.077*	0	15	1	0	0	0	1	0	0
4	.	1	1999	1	0	1	*5.34*	1	11	0	1	0	1	0	0	0
5	.	0	1921	0	0	0	*0.049*	0								
6	.	1	1972	1	1	0	*1.37*	1					1	0	0	1
7	.	1	1954	0	0	0	*1.39*	1					1	0	0	0
8	.	1	1971	1	1	0	*0.055*	0	12	0	1	0	1	1		0
9	.	1	1925	1	0	1	*9.56*	1	8	0	0	1	1	1	1	1
10	.	0	1965	1	0	1	*1.68*	1								
11	.	1	1987	1	0	1	*1.35*	1	15	1	0	0	1	0	0	1
12	.	0	1990	1	0	1	*4.83*	1					0	0	0	0
13	.	1	1928	1	0	0	*0.497*	1					0	0	0	0
14	.	1	1962	1	0	1	*0.205*	1					0	1	0	0
15	.	0	1942	1	1	0	*0.928*	1					0	0	0	0
16	.	1	1935	1	1	1	*2.94*	1					1	0	0	0
17	.	0	1952	1	0	1	*0.098*	0	8	0	0	1				

S100 = Gehirn Tumormarker (Protein S100)
CT= Computer Tomographie
CCT= Cranio Computer Tomographie
CGS= Glasgow Coma Scale

8 Statistik

Von der wissenschaftlichen Fragestellung zur Publikation. http://dx.doi.org/10.1016/B978-3-437-31612-8.00008-0

8.1 Statistische Grundlagen

8.1.1 Mittelwert (Mean)

- Ein Mittelwert ist ein Lagemaß der Statistik das die Lage der Werte beschreibt
- Es wird auch als „arithmetisches Mittel" oder „Durchschnittswert" bezeichnet
- Es wird berechnet als Quotient aus der Summe aller beobachteten Werte und der Anzahl der Werte
- Mittelwert = Summe der Einzelwerte/Anzahl der Einzelwerte

8.1.2 Median

Der Median ist ein Lagemaß in dem der Wert in der Mitte der Zahlenreihe liegt. Es liegen 50 % der Fälle über und 50 % der Fälle unter dem Median

8.1.3 Modalwert

Der Modalwert ist der am häufigsten auftretende Wert

8.1.4 Geometrischer Mittelwert

Ein geometrischer Mittelwert wird bei Werten mit Ausreißern oder bei Zuwachsraten berechnet. Das geometrische Mittel ist nie größer als das arithmetische Mittel.

Beispiel
Ausreißer: 1, 2, 4, 3, 1, 2, 1, 3, 50
Zuwachsrate: Zuwachs von 5 %, 3 % 1 %

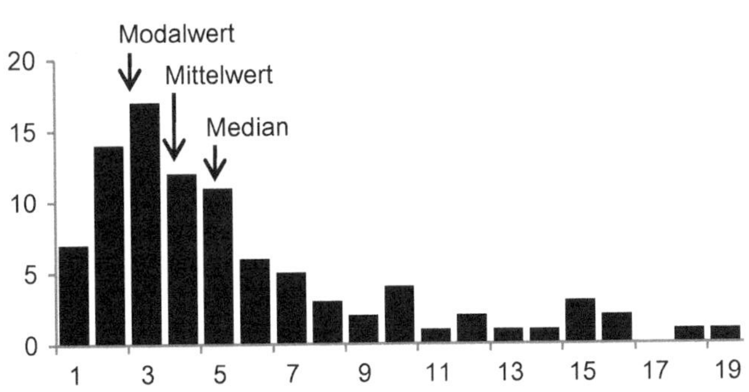

Abb. 8.1 Mittelwert, Median und Modalwert

8.1.5 Quantil

- Ein Quantil definiert, wie viele Werte einer Verteilung über oder unter einer bestimmten Grenze liegen
- Quintil (Fünftel), Quartil (Viertel), Median, Percentil (Hundertstel)

8.1.6 Varianz

Die Varianz ist die mittlere quadratische Abweichung vom Mittelwert.

8.1.7 Standardabweichung

Eine Standardabweichung bezeichnet die Streuung der Werte. Sie wird aus der Quadratwurzel der Varianz berechnet.

Beispiel

Klausur Note: 1 2 3 4 5 6

Anzahl: 2 2 5 2 1 1

Modalwert: (häufigster Wert) = 3

Mittelwert: (Notendurchschnitt) = $\frac{1\times 2+2\times 2+3\times 5+4\times 2+5\times 2+6\times 1}{13} = 3{,}07 \approx 3$

Median: (Wert in der Mitte) = 3

1, 1, 2, 2, 3, 3, 3, 3, 3, 4, 4, 5, 6

$$\text{Varianz}: V^2 = \frac{(x_1 - X)^2 + (x_2 - X)^2 + (x_3 - X)^2 + \ldots + (x_n - X)^2}{n}$$

$$\frac{(1-3)^2 + (1-3)^2 + (2-3)^2 + \ldots + (6-3)^2}{13} \approx 2{,}07$$

$$\text{Standardabweichung}: S = \sqrt{V^2} \approx 1{,}44$$

8.2 Grafiken

8.2.1 Histogramm

Ein Histogramm ist die graphische Darstellung der Häufigkeitsverteilung.

Vorteile

- Die Verteilung der Daten ist auf einen Blick zu erkennen
- Durch eine Gauß-Kurve kann die Verschiebung zur Idealverteilung erkannt werden

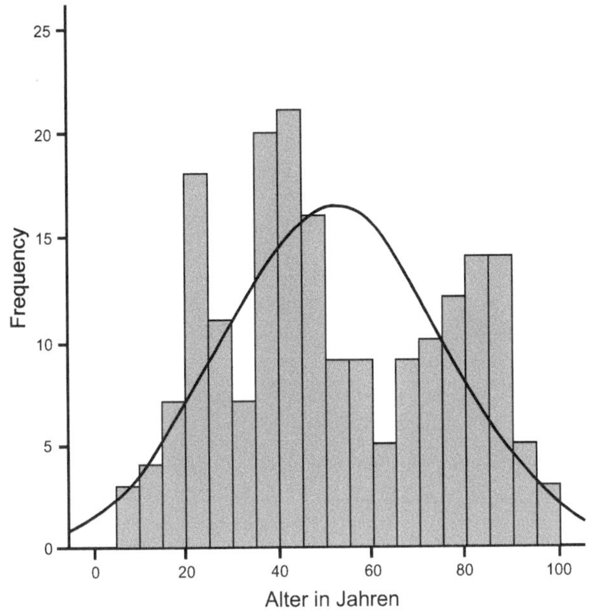

Abb. 8.2 Histogramm mit Gauß-Kurve

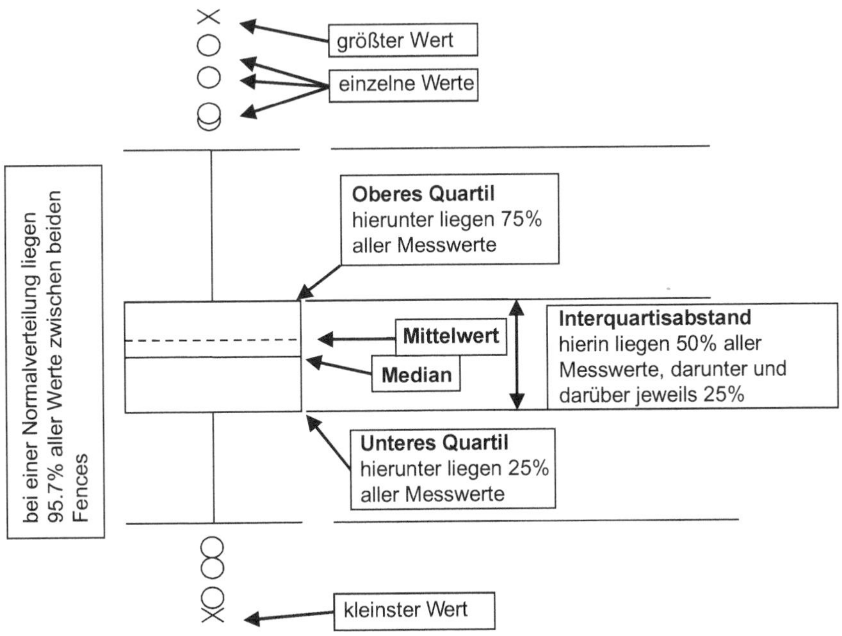

Abb. 8.3 Boxplot

8.2.2 Boxplot

Ein Boxplot ist die graphische Darstellung der Verteilung der Daten mit Übersicht der Streuungslage.

Vorteile

- Die Streuungs- und Lagermaße sind auf einen Blick zu erkennen
- Liefert viele Informationen wie Mittelwert, Median, Quartil, Ausreißerwerte auf einen Blick

8.2.3 Streudiagramm (Scatterplot)

- Ein Streudiagramm wird verwendet, wenn die gemeinsame Verteilung zweier Variablen X und Y dargestellt werden sollen, die sehr viele Ausprägungen haben
- Jede Untersuchungseinheit wird mit ihren Werten X und Y im Diagramm durch einen Punkt dargestellt
- Gestattet den schnellen Überblick über die Vielzahl aller möglichen Paarverteilungen

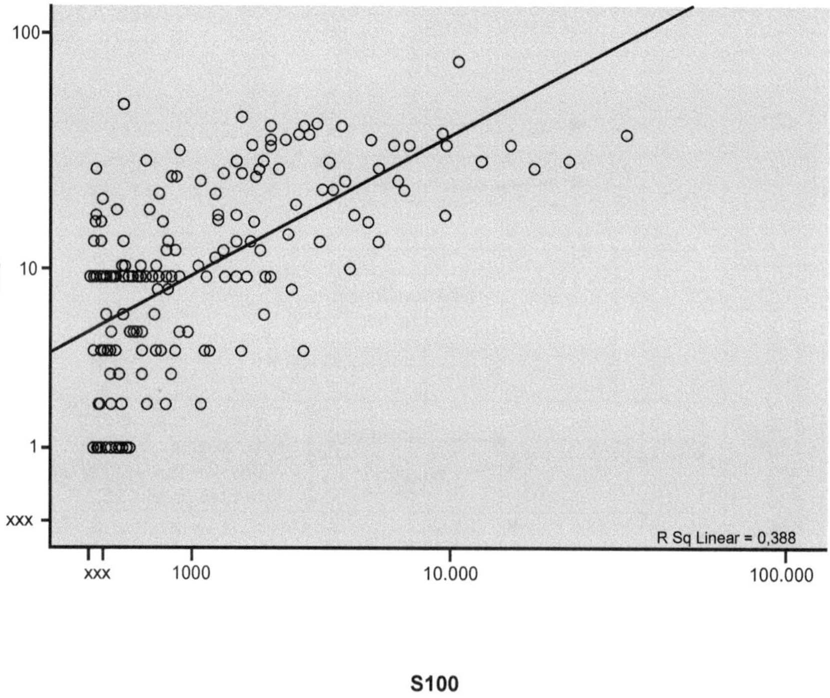

Abb. 8.4 Streudiagramm

8.3 Datenverteilung

8.3.1 Normalverteilung

- In der Statistik wird häufig von einer Normalverteilung der Population ausgegangen
- Hierauf basieren die meisten Messtechniken und mathematische Berechnungen
- Die Gauß-Glockenkurve beschreibt eine Normalverteilung der Daten mit Prozentrang und Standardabweichung
- Bei einer Normalverteilung ist der Mittewert = Median = Modalwert

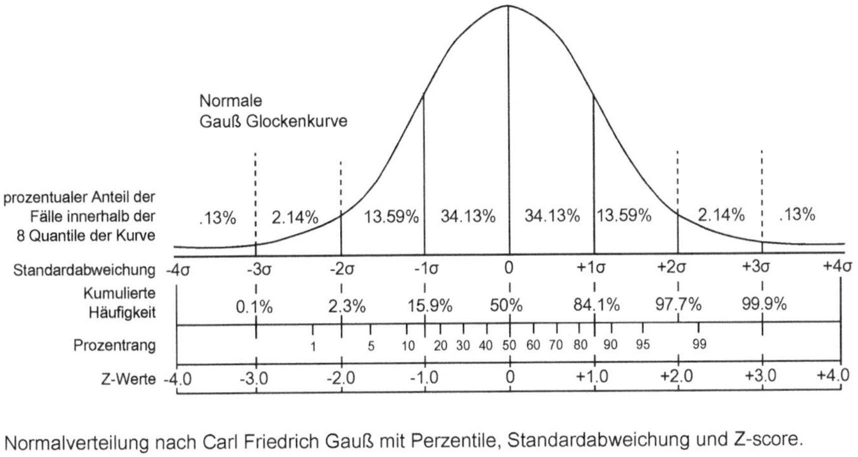

Abb. 8.5 Normalverteilung nach Carl Friedrich Gauß

8.3.2 Linksverschiebung

- Bei einer Linksverschiebung der Werte liegt ein Großteil der Werte links
- Mittelwert > Median > Modalwert

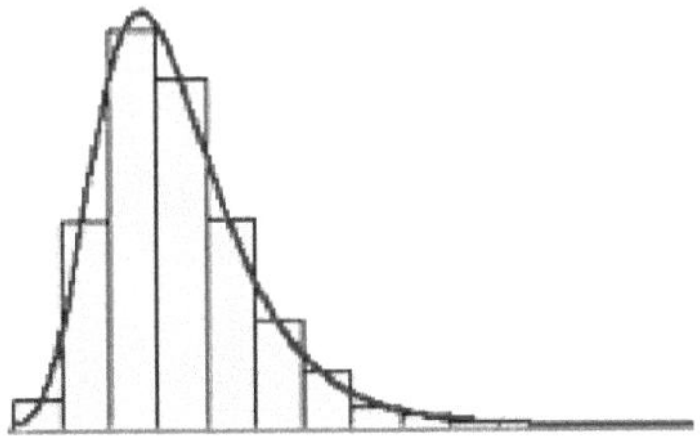

Abb. 8.6 Linksverschiebung der Werte

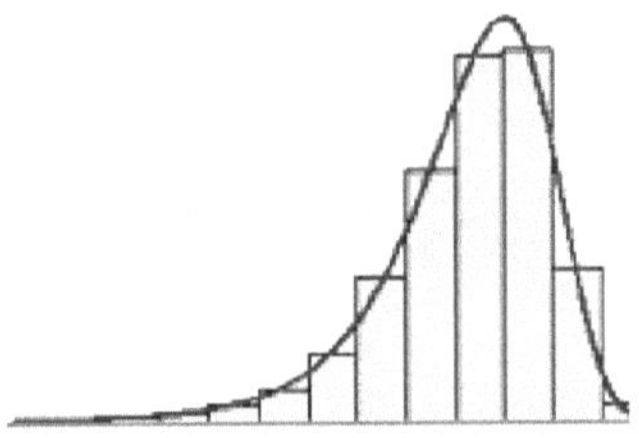

Abb. 8.7 Rechtsverschiebung der Werte

8.3.3 Rechtsverschiebung

- Bei einer Rechtsverschiebung der Werte liegt ein Großteil der Werte rechts
- Mittelwert < Median < Modalwert

8.4 Signifikanzwert

8.4.1 p-Wert

8.4.1.1 Prinzip der Interpretation eines Signifikanztests

Man geht davon aus, dass eine Intervention A (z. B. das Medikament) nicht wirksam ist. Wenn die Analyse zeigt, dass die Zufallswahrscheinlichkeit unter dem Signifikanzniveau liegt, wird die Intervention als wirksam interpretiert.

8.4.1.2 p-Wert

Der Buchstabe p steht für „probability" und bedeutet Wahrscheinlichkeit. Je kleiner der p-Wert, desto größer die statistische Signifikanz.

- Der p-Wert ist die Wahrscheinlichkeit, dass die Nullhypothese wahr ist
- p-Wert hat nichts mit dem Ausmaß des Unterschieds zu tun, sondern besagt nur das der Unterschied signifikant ist
- Klinische Interpretation ist daher eingeschränkt
- In der Medizin wird $p<0{,}05$ als statistisch signifikant angesehen (die Therapie bzw. das Medikament ist wirksam)
- Der p-Wert von $>0{,}05$ sagt nur, dass die Null-Hypothese nicht abgelehnt werden kann! Das heißt nicht, dass die Null-Hypothese zutrifft. („Fehlende Evidenz" bedeutet nicht das es „keine Evidenz" gibt)

Definitionen des p-Werts

Der p-Wert ist die Wahrscheinlichkeit bei Gültigkeit der Null-Hypothese einen Wert der Test-Statistik (z) so groß oder größer als den beobachteten Wert zu finden. Lehne Null-Hypothese ab, wenn der p-Wert kleiner ist als ein vorbestimmter Wert ($< 0{,}05$).
(Neyman-Pearson)
Der p-Wert ist die Evidenz der Daten gegen die Null-Hypothese. Lehne Null-Hypothese ab, wenn der p-Wert klein ist.
(Fisher)

$p < 0{,}05$

- Der Wert $p<0{,}05$ hat sich in der Medizin durchgesetzt und bedeutet das die Wahrscheinlichkeit dass dieser Effekt zufällig auftritt unter 5 % liegt
- Anders ausgedrückt ist der erwartete Effekt in über 95 % nicht Zufall sondern durch das z. B. Medikament bzw. Behandlung zu erklären
- Die Nullhypothese kann in diesem Fall abgelehnt werden

Beispiel
H0 : Das Medikament A senkt den Blutdruck
H1: Das Medikament A senkt nicht den Blutdruck
Auswertung p=0,03 (signifikant)
Interpretation: Das der Blutdruck zufällig und unabhängig vom Medikament A gefallen ist, ist 3 %. Andersrum hat das Medikament A eine 97 % Wahrscheinlichkeit Einfluss hat auf die Blutdrucksenkung.
Die Wahrscheinlichkeit das Medikament A den Blutdruck senkt ist statistisch signifikant mit dem Signifikanzniveau p=0,03.

Beispiel
H0: Das Medikament B senkt den Blutdruck
H1: Das Medikament B senkt nicht den Blutdruck
Auswertung p=0,17 (nicht signifikant)
Interpretation: Das der Blutdruck zufällig und unabhängig vom Medikament B gefallen ist, ist 17 %. Andersrum hat das Medikament B nur eine 83 % Wahrscheinlichkeit Einfluss hat auf die Blutdrucksenkung.
Die Wahrscheinlichkeit das Medikament B den Blutdruck senkt ist statistisch nicht signifikant mit dem Signifikanzniveau p=0,17.

8.4.1.3 Klinische Interpretation des p-Wertes in der Medizin

Ist der p-Wert bei einer Auswertung unter 0,05 ($p<0,05$) dann tritt der gewünschte Effekt ein und wir nehmen die Alternativhypothese an.

$p > 0,05$

- Wird in der Medizin als nicht signifikanter Effekt interpretiert
- Null-Hypothese kann nicht abgelehnt werden
- Dies bedeutet jedoch nicht, dass es keinen Unterschied gibt
- Eine eindeutige klare Schlussfolgerung ist hierdurch nicht möglich

Beispiel
Gruppe A: Das Medikament senkt die Mortalität um 10 %
Gruppe B: Das Medikament senkt die Mortalität um 12 %
p=0,25 (nicht signifikant)
Korrekte Schlussfolgerung: Es zeigt sich kein statistisch signifikanter Unterschied in der Mortalitätsreduktion zwischen Gruppe A und Gruppe B.
Falsche Schlussfolgerung: Die Mortalitätsreduktion in Gruppe A und Gruppe B ist gleich.

8.4.1.4 Kritik am Signifikanztest

- Es wird nur zwischen $p < 0,05$ (<5 %) oder $p > 0,05$ (>5 %) unterschieden
- Werte wie 0,049 (4,9 %) oder 0,051 (5,1 %) die fast identisch sind werden nach dem entweder-oder-Prinzip in „signifikant" und „nicht signifikant" unterschieden

- Die statistische Signifikanz ist abhängig von der Fallzahl
- Eine genügend große Fallzahl kann jeden Unterschied in der Studie signifikant machen!
- Die Nullhypothese ist fast nie wirklich wahr
- Eine statistische Signifikanz besagt nichts über die klinische Relevanz und klinische Bedeutung des Effektes
- Ein nicht-signifikantes Ergebnis bedeutet nicht, dass es keinen Unterschied gibt
- Problem des „multiplen Testens". In manchen klinischen Studien wird so lange mit verschiedenen Variablen getestet bis ein $p<0,05$ gefunden wird
- p-Wert steht oft im Mittelgrund der Auswertung und wird überinterpretiert
- Studien mit nicht signifikantem p-Wert werden seltener veröffentlicht
- Ein niedriger p-Wert ($p<0,0001$) zeigt keinen stärkeren Unterschied als höherer p-Wert ($p<0,05$)
- Interpretationen wie „stark/sehr stark/hoch/höchst signifikant" sind nicht angemessen

8.4.2 Konfidenzintervall

Streuung der Messfehler

- Im Intervall der Abweichung von $\pm 1\sigma$ vom Mittelwert sind 68,27 % aller Messwerte zu finden
- Im Intervall der Abweichung von $\pm 2\sigma$ vom Mittelwert sind 95,45 % aller Messwerte zu finden
- Im Intervall der Abweichung von $\pm 3\sigma$ vom Mittelwert sind 99,73 % aller Messwerte zu finden

Abweichungen vom Mittelwert

Umgekehrt für eine gegebene Wahrscheinlichkeiten sind die maximalen Abweichungen vom Mittelwert:

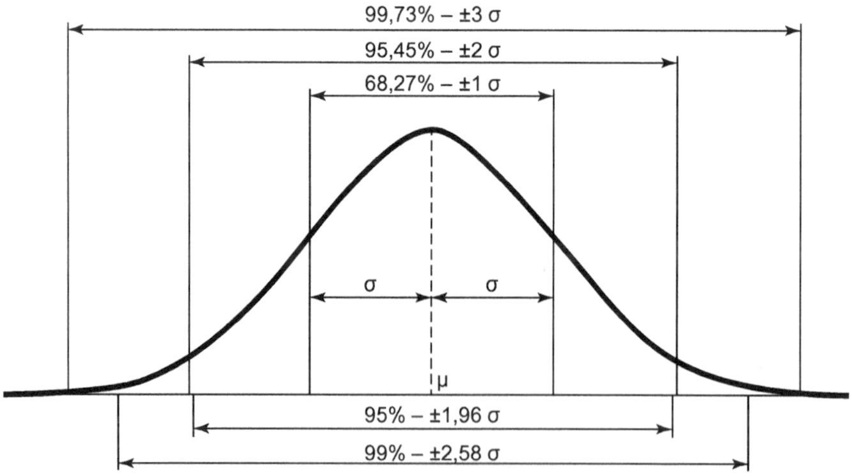

Abb. 8.8 Normalverteilungs- und Standardabweichung

- 50 % aller Messwerte haben eine Abweichung von 0,675σ vom Mittelwert
- 90 % aller Messwerte haben eine Abweichung von 1,645σ vom Mittelwert
- 95 % aller Messwerte haben eine Abweichung von 1,960σ vom Mittelwert
- 99 % aller Messwerte haben eine Abweichung von 2,575σ vom Mittelwert

8.4.2.1 Konfidenzintervall

- Ein Konfidenzintervall zeigt die „Zuverlässigkeit" einer Messung oder Schätzung an
- Ist ein Bereich, der mit hoher Wahrscheinlichkeit den wahren Parameter überdeckt (Präzision)
- Ist eine Intervallschätzung eines Parameters einer Grundgesamtheit
- Ein gewähltes Niveau sollte vorerst definiert werden (meist 95 % oder 99 %)
- In der Medizin wird meistens von einem 95 % Konfidenzintervall ausgegangen
- Das Signifikanzniveau wird definiert als „α", Konfidenz Niveau ist 1 – α (α = 0,05; Konfidenz-Niveau= 1 – α = 0,95 = 95 %)
- Vorteil gegenüber dem p-Wert ist die mögliche klinisch Interpretation der Stärke des Effektes
- Das Konfidenzintervall ist vom Stichprobenumfang abhängig
- Ein 99 %-Konfidenzintervall ist breiter als ein 95 %-Konfidenzintervall
- Je breiter das Konfidenzintervall, desto weniger präzise ist der geschätzte Wert

8.4.2.2 95 % Konfidenzintervall

Das 95 % Konfidenzintervall ist die Wahrscheinlichkeit, dass der Wert einer zufällig gewählten Person der Grundgesamtheit innerhalb der Intervallgrenzen liegt, ist 0,95 (Signifikanz-Niveau ist: α=0,05).
Ein signifikantes Konfidenzintervall Ergebnis zum Niveau α=0,05 (p=0,05) besteht wenn:
- Das 95 % Konfidenzintervall nicht die 0 bei Differenz zweier Mittelwerte beinhaltet (beim T-Test)
- Das 95 % Konfidenzintervall nicht die 1 bei Odds Ratio/Relatives Risiko beinhaltet (beim Chi-Quadrat-Test)

Tab. 8.1 Konfidenzintervall und Standard-Score (z)

Konfidenzintervall	Standard score (z)
50 %	0,67
68 %	1,00
90 %	1,64
95 %	1,96
99 %	2,58

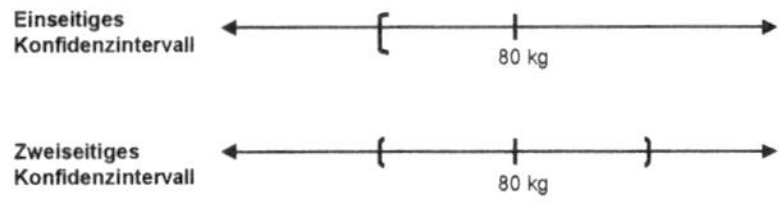

Abb. 8.9 Einseitiges und zweiseitiges Konfidenzintervall

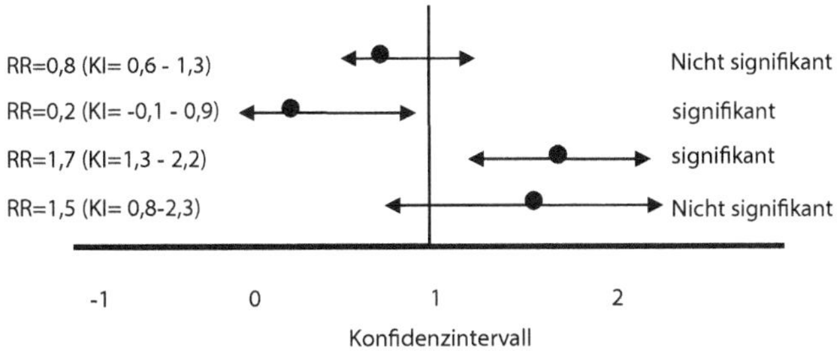

Abb. 8.10 Signifikante und nicht signifikante Konfidenzintervalle

Beispiel: Klinische Interpretation eines Konfidenzintervalls

Blutdruck-Differenz zweier Mittelwerte

Gruppe A: 160 mmHg, Gruppe B: 150 mmHg, p <0,05, KI= 5,9–10,3

P Wert besagt nur, dass ein signifikanter Unterschied besteht.

Konfidenz Intervall besagt, das der Effekt mit 95 % Wahrscheinlichkeit im Bereich von 5,9 mmHg–10,3 mmHg liegt.

8.4.2.3 Konfidenzintervall einer Proportion

(1-α) Konfidenzintervall

$$\text{Konfidenzintervall} = p \pm z1-\alpha/2\sqrt{p(1-p)/n}$$

z = Konstante (95 % KI: z = 1,96; 99 % KI: z = 2,58)

p = Häufigkeit/Proportion

n = Fallzahl

Clopper Pearson Konfidenzintervall

Wilson score interval

8.4.2.4 Konfidenzintervall für einen Mittelwert

(1-α) Konfidenzintervall

$$\text{Konfidenzintervall} = X \pm z\,1-\alpha/2\,\frac{s}{\sqrt{n}}$$

95 % Konfidenzintervall

$$KI = X \pm z\frac{s}{\sqrt{n}}$$

$$= \text{Mittelwert} \pm \text{Konstante} \cdot \frac{\text{Standardabweichung}}{\sqrt{\text{Fallzahl}}}$$

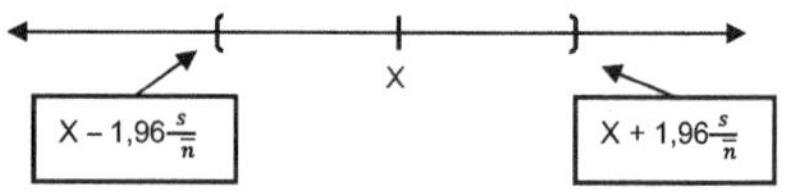

Abb. 8.11 Konfidenzintervall für einen Mittelwert

X= Mittelwert

z = Konstante (95 % KI: z = 1,96; 99 % KI: z = 2,58)

s= Standardabweichung

n= Fallzahl

Beispiel

Bei 100 Menschen wird das Körpergewicht gemessen und der Mittelwert von 80 kg errechnet. Standardabweichung ist 20 kg.

n = 100

Mittelwert = 80 kg

Standardabweichung = 20 kg

Unteres Konfidenzintervall	Oberes Konfidenzintervall
$= 80 + 1{,}96\frac{20}{\sqrt{100}}$	$= 80 - 1{,}96\frac{20}{\sqrt{100}}$
= 80 + 3,92	= 80–3,92
= 83,92	= 76,08

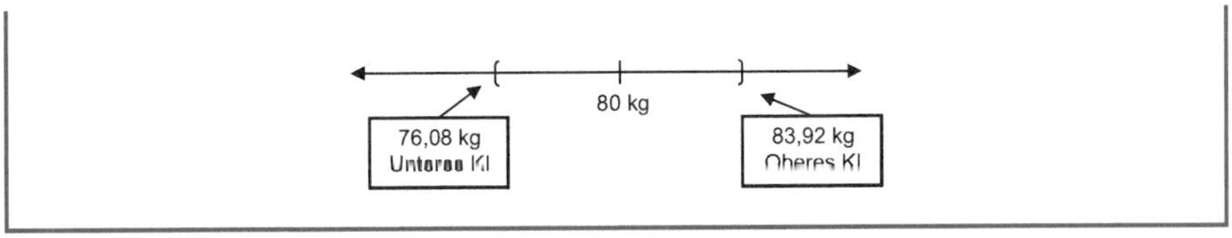

8.4.2.5 Die Breite eines Konfidenzintervalls

Konfidenzniveau

Je höher das Konfidenzniveau ist, desto breiter ist das Intervall.

95 % Konfidenzniveau: Konstante (z) = 1,96 → $X \pm 1{,}96\frac{s}{\sqrt{n}}$

99 % Konfidenzniveau: Konstante (z) = 2,58 → $X \pm 2{,}58\frac{s}{\sqrt{n}}$

Varianz (σ) in der Grundgesamtheit

- Varianz: wie unterschiedlich sind die Stichproben
- Je größer die Varianz, desto breiter das Intervall

Fallzahl (n)

Je größer die Fallzahl, desto schmaler das Intervall.

Weitere Konfidenzintervalle

- Konfidenzintervall für die Differenz zwischen zwei Proportionen
- Konfidenzintervall für die Differenz zwischen zwei Mittelwerten
- Konfidenzintervall für relatives Risiko
- Konfidenzintervall für Odds Ratio
- Konfidenzintervall für Standardabweichung

Weiterführende Literatur

Carroll, Susan Rovezzi; Carroll, David J. (2002). Statistics Made Simple for School Leaders (illustrated ed.). Rowman & Littlefield. ISBN 9780810843226. Retrieved 7th June 2009

8.5 Diagnostisches Testen

Ein wichtiger Teil medizinischer Forschung ist es, diagnostische Verfahren zu entwickeln und zu verbessern, da diagnostische Maßnahmen dem Gewinn zusätzlicher Information hinsichtlich des Krankheitsstatus eines Patienten dienen.

Tab. 8.2 Vierfelder-Tabelle

		Patient	
		Krank	Gesund
Test	Positiver Befund	**richtig positiv**	falsch positiv
	Negativer Befund	falsch negativ	**richtig negativ**

Ein guter diagnostischer Test sollte haben:
- Ein positives Testergebnis bei einer erkrankten Person
- Ein negatives Testergebnis bei einer gesunden Person

Diagnostische Tests wie z. B. bildgebende Verfahren, Labortests oder Erhebung von Befunden sind in der Regel nicht fehlerfrei und mit Unsicherheit behaftet. Statistische Methoden erlauben die Quantifizierung von Unsicherheit. Die Sensitivität und Spezifität ist ein Maß, zu zeigen, wie gut ein Test ist.

		Patient		
		Krank	Gesund	
Test	Positiver Befund	a	b	a+b
	Negativer Befund	c	d	c+d
gesamt		a+c	b+d	

8.5.1 Sensitivität

Wahrscheinlichkeit einen Kranken als krank zu erkennen.
SENSITIVITÄT = Anzahl der richtig Positiven/Anzahl der Kranken

$$= \frac{a}{a+c}$$

1 – SENSITIVITÄT = Anzahl der falsch Negativen/Anzahl der Kranken

$$= \frac{c}{a+c}$$

8.5.2 Spezifität

Wahrscheinlichkeit einen Gesunden als gesund zu erkennen
SPEZIFITÄT = Anzahl der richtig Negativen/Anzahl der Gesunden

$$= \frac{d}{b+d}$$

1 – SPEZIFITÄT = Anzahl der falsch Positiven/Anzahl der Gesunden

$$= \frac{b}{b+d}$$

Beispiel: Hämoccult-Test und Kolonkarzinom (Dickdarmkrebs)

		Patient	
		Kolonkarzinom	Gesund
Hämocult Test	Positiv	73	111
	Negativ	233	1.680
	Gesamt	306	1.791

Lieberman und Weiss (2001; NEJM 45: 555–60)
Sensitivität

$$= \frac{a}{a+c} = \frac{73}{306}$$

= 23,9 %
= 24 von 100 Kranken werden als krank erkannt.
Spezifität

$$= \frac{d}{b+d} = \frac{1.680}{1.791}$$

=93,8 %
=94 von 100 Gesunden werden als gesund erkannt.

8.5.3 Likelihood Ratio

Frage: Ist der Hämoccult Test ein guter diagnostischer Test?
→ Ein Maß zur Beurteilung eines Tests ist das Likelihood Ratio.
Ein Maß zur Beurteilung eines Tests ist der Wahrscheinlichkeitsquotient (LR+)
Der Wahrscheinlichkeitsquotient (LR+) bei positivem Test ist:
LR+ = SENSITIVITÄT/1 – SPEZIFITÄT
= Anteil Kranker mit positivem Test/Anteil Gesunder mit positivem Test.
Interpretation: Um wieviel Mal wahrscheinlicher ist ein positives Testergebnis bei Kranken im Verhältnis zu Gesunden.
Der Wahrscheinlichkeitsquotient (LR–) bei negativem Test ist:
LR– = 1 – SENSITIVITÄT/SPEZIFITÄT
= Anteil Kranker mit negativem Test/Anteil Gesunder mit negativem Test.
Interpretation: Um wieviel Mal weniger wahrscheinlich ist ein negatives Testergebnis bei Kranken im Verhältnis zu Gesunden.
Bei einer Sensitivität von 50 % und Spezifität von 50 % ist die Wahrscheinlichkeit richtig zu liegen 50 %; also genauso hoch wie beim Raten oder einem Münzwurf.
Fünffach besser als Raten ist hohe diagnostische Evidenz.
Zehnfach besser als Raten ist überzeugende Evidenz.

Tab. 8.3 Likelihood Ratio Interpretation

LR+	LR–	Interpretation
> 10	< 0,1	Überzeugende diagnostische Evidenz
5–10	0,1–0,2	Hohe diagnostische Evidenz
2–5	0,2–0,5	Schwache diagnostische Evidenz
1–2	0,5–1	Kaum diagnostische Evidenz

8.5.4 Verhältnis zwischen Sensitivität und Spezifität

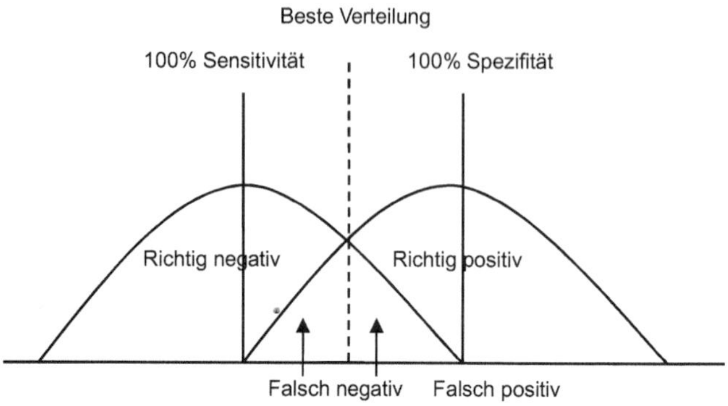

Abb. 8.12 Verhältnis zwischen Sensitivität und Spezifität
Linksverschiebung (gestrichelte Linie nach links)
Sensitivität ↑ = Richtig positive↑, Falsch positive ↑
Spezifität ↓ = Richtig negative↓, Falsch negative ↓

8.5.5 Positiver prädiktiver Wert & Negativ prädiktiver Wert

Sensitivität und Spezifität ermöglichen die Beurteilung der Güte eines diagnostischen Tests. Klinisch von Interesse ist eher:

- Ist ein Patient mit positivem Testergebnis tatsächlich krank?
- Ist ein Patient mit negativem Testergebnis tatsächlich gesund?

Beispiel: HIV-Test

Nach jedem positiven HIV-Test ein zweiter Test notwendig, um beurteilen zu können, ob jemand an HIV infiziert ist.

Der HIV-Test hat eine Sensitivität von 99,5 % und eine Spezifität von 99,8 %. Das heißt, das der Test in 99,5 % die HIV Infizierten als richtig krank erkennt und 99,8 % der nicht Infizierten als richtig gesund. Wenn wir nun alle 80 Mio. Einwohner in Deutschland testen würden, hätten wir trotz der hohen Sensitivität eine Wahrscheinlichkeit von 0,2 %, ein falsch positives Ergebnis zu haben. Das wären also 160.000 Menschen, die ein falsch positives Ergebnis haben. Im Vergleich dazu sind tatsächlich ca. 60.000 Menschen im an HIV erkrankt (2008), das heißt, es gibt mehr positive Ereignisse, als es Infizierte gibt. Dies hängt mit der niedrigen Prävalenz von ca. 0,0008 bei HIV zusammen.

8.5.6 Positiv prädiktiver Wert = PPV

Wahrscheinlichkeit eines Test positiven Individuums tatsächlich krank zu sein.
Bayes-Formel:

$$\text{PPV} = \frac{\text{Sensitivität} \times \text{Prävalenz}}{\text{Sensitivität} \times \text{Prävalenz} + (1 - \text{prävalenz})(1 - \text{Spezifität})}$$

8.5.7 Negativ prädiktiver Wert = NPV

Wahrscheinlichkeit eines Test negativen Individuums, tatsächlich gesund zu sein.
Bayes-Formel:

$$\text{NPV} = \frac{\text{Spezifität} \times (1 - \text{Prävalenz})}{\text{Spezifität} \times (1 - \text{Prävalenz}) + (1 - \text{Sensitivität}) \times \text{Prävalenz}}$$

Beispiel

	Neoplasie	Gesund	
Hämokulttest positiv	73	111	184
Hämokulttest negativ	223	1.680	1.913
Insgesamt	306	1.791	2.097

PPV = Anzahl der richtig Positiven/Anzahl der Testpositiven
= 73/184 = 39,7 %
Bei einem positiven Testergebnis sind nur 39,7 % der Test positiven tatsächlich krank!
NPV = Anzahl der richtig Negativen/Anzahl der Testnegativen
= 1.680/1.913 = 87 %
Bei einem negativen Testergebnis sind 87 von 100 (87 %) der Testnegativen gesund.

8.5.8 Prävalenz & PPV/NPV

Positiv prädiktiver Wert und negativer prädiktiver Wert hängen von der Prävalenz ab. Bei gleich bleibender Sensitivität und Spezifität ändert sich der positiv prädiktiver Wert und Negativ prädiktiver Wert je nach Prävalenz.

Beispiel: Prävalenz von 5 %

	Neoplasie	Gesund	
Hämokulttest positiv	25	124	149
Hämokulttest negativ	80	1.868	1.948
Insgesamt	105	1.992	2.097

Prävalenz = 105/2.097 = 5 %
Sensitivität = 25/105 = 23,9 %
Spezifität = 1.868/1.992= 93,8 %
PPV=25/149 = 16,8 %
NPV=1.868/1.948 = 95,9 %

Beispiel: Prävalenz von 50 %

	Neoplasie	Gesund	
FOBT+	251	65	316
FOBT–	798	983	1.781
Insgesamt	1.049	1.048	2.097

Prävalenz = 1.049/2.097 = 50 %
Sensitivität = 25/105 = 23,9 %
Spezifität = 1.868/1.992= 93,8 %
PPV= 251/316 = 79,4 %
NPV= 983/1.781 = 55,2 %

- Der positiv und negativ prädiktiver Wert ist von der Prävalenz abhängig
- Trotz hoher Sensitivität und Spezifität sind beide Werte bei einer geringen Prävalenz auch sehr niedrig

8.5.9 Efficacy und Effectiveness

8.5.9.1 Efficacy

Efficacy ist die Wirksamkeit z. B einer Behandlung unter Idealbedingungen (Labor, Klinik, kontrollierte Bedingungen).

Beispiel
100 Patienten nehmen an einer Herzinfarktrisiko-Studie in einer geschlossenen Klinik teil. 90 % beenden ein 4 wöchiges Sport-Programm. Ergebnis ist eine Herzinfarkt-Risikoreduktion von 50 %.

8.5.9.2 Effectiveness

Effectiveness ist die Wirksamkeit z. B einer Behandlung unter Realbedingungen (Alltag, unkontrollierte Bedingungen).

Beispiel
100 Patienten nehmen an einer Herzinfarktrisiko-Studie von zu Hause teil. Nur 50 % beenden ein 4 wöchiges Sport-Programm. Ergebnis ist eine Herzinfarkt-Risikoreduktion von 10 %.

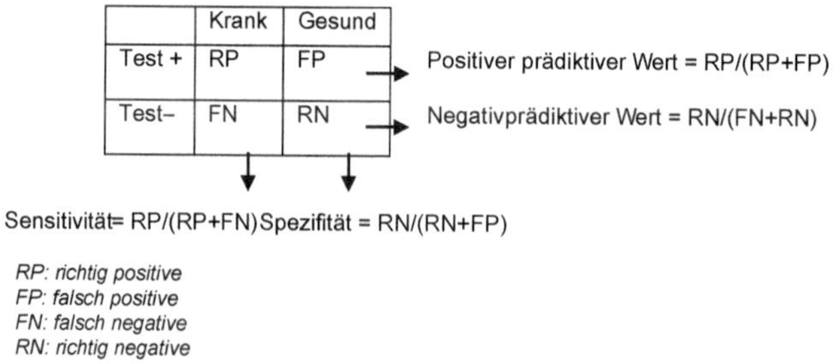

Abb. 8.13 Prädiktiver Wert, Sensitivität, Spezifität

8.6 Effektmasse

Risikofaktor	Krankheit	
	+	–
+	a	b
–	c	d

8.6.1 Relatives Risiko = RR

- Das Relative Risiko ist ein Effektmaß für Kohortenstudien (Fall-Kontroll-Studie = Odds Ratio)
- Es schätzt die Größe des Zusammenhangs zwischen Exposition und Outcome
- Es beschreibt die absolute Veränderung des Risikos

$$\text{Relatives Risiko} = \frac{\text{Inzidenz der Exponierten}}{\text{nicht Exponierten}} = \frac{a/a+b}{c/c+d}$$

Interpretation

RR = 1 kein Zusammenhang zwischen Exposition und Outcome: Inzidenzen sind in beiden Gruppen gleich
RR > 1 positiver Zusammenhang: Exposition ist ein Risikofaktor für das Outcome
RR < 1 negativer Zusammenhang: Exposition ist ein protektiver Faktor

Beispiel

Rauchen	Lungenkrebs	
	+	–
+	a	b
–	c	d

$$\text{Relatives Risiko} = \frac{80/100}{10/100} = 8$$

RR = 8 das Risiko eines Rauchers, Lungenkrebs bekommen, ist 8mal höher als das Risiko eines Nichtrauchers, Lungenkrebs zu bekommen.

8.6.2 Odds Ratio = OR

- Ein Odds Ratio Ist das Effektmaß für Fall-Kontroll-Studien
- Bei kleine Fallzahlen (seltenen Erkrankungen) ist OR nahe an RR
- → Interpretation des OR wie RR
- Bei größeren Fallzahlen (häufigen Erkrankungen) ist OR höher als RR
- Kann auch verwendet werden, wenn man keine Inzidenzen hat oder RR nicht ausrechnen kann

Risikofaktor	Krankheit	
	+	–
+	a	b
–	c	d

$$\text{Odds Ratio} = \frac{\text{Zahl der Fälle}}{\text{Bevölkerung - Zahl der Fälle}} = \frac{a/c}{b/d} = \frac{a \times d}{c \times b}$$

Interpretation

OR = 1 kein Zusammenhang zwischen Exposition und Outcome: Inzidenzen sind in beiden Gruppen gleich

OR > 1 positiver Zusammenhang: Exposition ist ein Risikofaktor für das Outcome

OR < 1 negativer Zusammenhang: Exposition ist ein protektiver Faktor

Beispiel: Seltene Erkrankung

Rauchen	Leberzirrhose	
	+	–
+	10	90
–	5	95

$$\text{Odds Ratio} = \frac{10/5}{90/95} = \frac{10 \times 95}{5 \times 90} = 2{,}1$$

OR = 2,1 das Odds eines Rauchers, Lungenkrebs bekommen, ist 2,1 mal höher als das Odds eines Nichtrauchers, Lungenkrebs zu bekommen.

$$RR = \frac{10/100}{5/100} = 2$$

Bei seltenen Erkrankungen (kleine Fallzahlen) ist OR nahe am RR.

Beispiel: Häufige Erkrankung

Rauchen	Lungenkrebs	
	+	–
+	80	20
–	10	90

$$\text{Odds Ratio} = \frac{80/10}{20/90} = \frac{80 \times 90}{10 \times 20} = 36$$

$$RR = \frac{80/100}{10/100} = 8$$

Bei häufigen Erkrankungen (großen Fallzahlen) ist OR größer als RR

8.6.3 Attributables Risiko = Attributionelles Risiko = AR

- Ein Attributables Risiko beschreibt den Anteil von Erkrankungen, welcher mit großer Wahrscheinlichkeit auf eine bestimmte Exposition in der Bevölkerung zurückzuführen ist und welcher über das Risiko der nichtexponierten Bevölkerung hinausgeht. (Risiko der Exponierten)
- Misst die Auswirkung eines Risikofaktors
- Maß für die Bedeutung für die Assoziation zwischen Risikofaktor und Outcome
- Gibt an, um welchen Anteil man eine Krankheitshäufigkeit senken (bzw. Krankheit verhindern) kann, würde man den Risikofaktor ausschalten
- Wird gewöhnlich als Differenz zwischen der Inzidenz der Exponierten und derjenigen der nicht Exponierten berechnet: AR = IE – IN

Risikofaktor	**Krankheit**	
	+	–
+	a	b
–	c	d

$$\text{Attributables Risiko} = \frac{a}{a+b} - \frac{c}{c+d}$$

Beispiel

Rauchen	**Lungenkrebs**	
	+	–
+	80	20
–	10	90

$$\text{Attributables Risiko} = \frac{80}{80+20} - \frac{10}{10+90} = 0{,}7$$

Interpretation: das Risiko an Lungenkrebs zu erkranken, lässt sich um 70 % (von 80 % auf 10 %) senken, wenn man aufhört zu rauchen.

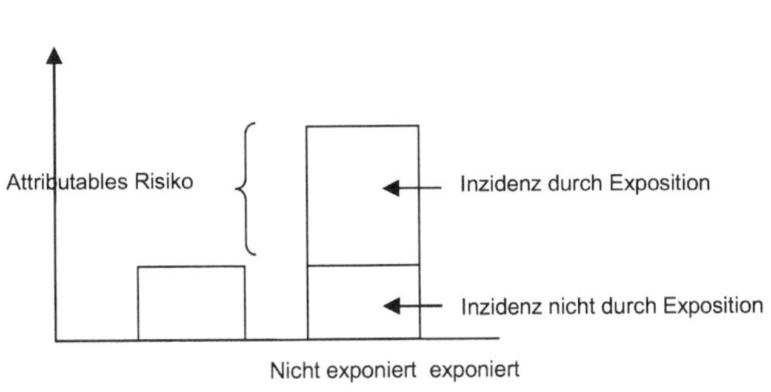

Abb. 8.14 Attributables Risiko

8.6.4 Prozentuales attributables Risiko = AR %

- Ein prozentuales attributables Risiko ist der prozentuale Anteil der Inzidenz in der exponierten Gruppe, der durch die Exposition verursacht ist
- Gibt an, um welchen Prozentsatz man eine Krankheitshäufigkeit senken bzw. verhindern kann, würde man den Risikofaktor ausschalten

Beispiel

Exponierte Gruppe → Raucher Lungenkrebs Inzidenz: 100/100.000

Nicht exponierte Gruppe → normal Lungenkrebs Inzidenz: 20/100.000

$$AR\% = \frac{100-20}{100} \cdot 100 = 80\%$$

80 % der Lungenkrebs-Inzidenz ist durch Rauchen verursacht

80 % der Lungenkrebs-Inzidenz kann verhindert werden, würde man den Risikofaktor „Rauchen" ausschalten.

8.6.5 Populationsattributables Risiko = PAR

- Ein populationsattributables Risiko beschreibt das Risiko einer Population (Bevölkerung) die der Exposition zugeschrieben wird
- Inzidenz einer Krankheit in der Bevölkerung, die verhindert werden könnte, wenn die Exposition vollkommen beseitigt wäre
- Das populationsattributables Risiko ist wichtig für die Public-Health-Perspektive, da es bei politischen Entscheidung im Gesundheitswesen hilft

Populationsattributables Risiko = $\text{Inzidenz}_{\text{Bevölkerung}} - \text{Inzidenz}_{\text{nicht exponiert}}$

Populationsattributables Risiko = $\text{AR} \cdot \text{Prävalenz}_{\text{Exposition}}$

8.6.6 Prozentuales populationsattributables Risiko = PAR %

Ein prozentuales populationsattributables Risiko ist der prozentuale Anteil der Inzidenz einer Krankheit in der Bevölkerung, die verhindert werden könnte, wenn die Exposition vollkommen beseitigt wäre.

$$PAR\% = \frac{\text{Inzidenz}_{\text{Bevölkerung}} - \text{Inzidenz}_{\text{nicht exponiert}}}{\text{Inzidenz}_{\text{Bevölkerung}}} \cdot 100$$

$$PAR\% = \frac{PAR}{\text{Inzidenz}_{\text{Bevölkerung}}} \cdot 100$$

8.6.7 Absolute Risikoreduktion = ARR = Risikodifferenz = RD

Eine absolute Risikoreduktion Beschreibt den absoluten Unterschied der Inzidenz (Risiko) des Outcomes zwischen exponierter Gruppe und nichtexponierter Gruppe
Absolute Risikoreduktion = Risiko exponiert – Risko nicht exponiert

Beispiel
Ein Blutdruckmedikament senkt das Herzinfarktrisiko von 90 % auf 45 %
absolute Risikoreduktion = 90 % – 45 % = 45 %

8.6.8 Relative Risikoreduktion = RRR

Beschreibt, um wie viel Prozent das Risiko durch eine Intervention verringert wird.
Relative Risikoreduktion = Relatives Risiko – 1 = Risiko vor der Intervention – Risiko nach der Intervention/Risiko vor der Intervention

Beispiel
RR=0,8 0,8–1= -0,2 = -20 % → eine Risikoreduktion von 20 %
RR=3,2 3,2–1= 2,2 = eine Risikozunahme von 220 %

Beispiel
Medikament A senkt das Diabetes Risiko von 10 % auf 7 %.
RRR = (10 % – 7 %)/10 % = 30 %

8.6.9 Absolute Risikoreduktion vs. Relative Risikoreduktion

Eine absolute Risikoreduktion sollte immer in Zusammenhang mit der relativen Risikoreduktion und umgekehrt betrachtet werden.
Eine einseitige Betrachtung kann die Interpretation der Ergebnisse verfälschen.

Beispiel: Gleich bleibende relative Risikoreduktion bei unterschiedlicher absoluter Risikoreduktion
Studie A und B zeigen beide eine relative Risikoreduktion um 50 % für Myokardinfarkt (RR=0,5).
Die absoluten Zahlen in den Studien zeigen aber folgendes:
Studie A: von 80 % auf 40 % → absolute Risikoreduktion = 40 %
Studie B: von 4 % auf 2 % → absolute Risikoreduktion = 2 %
Tabellarische Darstellung von RRR bei gleich bleibender ARR

	ARR	RRR
11 % → 1 %	10 %	90 %
50 % → 40 %	10 %	20 %
90 % → 80 %	10 %	11 %

Beispiel: Gleich bleibende absolute Risikoreduktion bei unterschiedlicher relativer Risikoreduktion

Studie A und B zeigen beide eine absolute Risikoreduktion von 10 % für Myokardinfarkt
Die relativen Zahlen in den Studien zeigen aber folgendes:
Studie A: von 11 % auf 1 % → relative Risikoreduktion = 0,09
Studie B: von 55 % auf 45 % → relative Risikoreduktion = 0,82,82
Tabellarische Darstellung von ARR bei gleich bleibender RRR:

	ARR	RRR
80 % → 40 %	40 %	50 %
50 % → 25 %	25 %	50 %
4 % → 2 %	2 %	50 %

8.6.10 Number need to treat = NNT

- Ein number need to treat besagt, wie viele Patienten man behandeln muss, um bei einem Patient einen Effekt zu erwarten
- Eine negative ARR wird als number needed to harm (NNH) dargestellt
- Ist ein wichtiges Mittel um bei einer Therapie statistisch die Wirkung und Nebenwirkungshäufigkeit abzuschätzen

$$NNT = \frac{1}{\text{absoute Risikoreduktion}} = \frac{1}{ARR}$$

Beispiel

Ein Blutdruckmedikament senkt das Herzinfarktrisiko von 10 % auf 6 %.
Absolute Risikoreduktion (ARR) = 10 % – 6 % = 0,1–0,06
= 4 % = 0,04

$$NNT = \frac{1}{4\%} = \frac{1}{0,04} = 25$$

25 Patienten müssen behandelt werden, um bei einem Patient ein Herzinfarkt zu verhindern.

8.6.11 Number need to harm = NNH

- Berechnet die Anzahl der Patienten die einem spezifischen Risiko ausgesetzt sind, bis ein Patient an dem Risiko erkrankt
- Ähnlich wie NNT, aber anders als NNT wird hier das Risiko auf Nebenwirkung berechnet
- Wie viele Patienten können behandelt werden, bis eine Nebenwirkung auftritt

Beispiel

Ein Blutdruckmedikament zeigt als Nebenwirkung 10 % Impotenz in der Interventionsgruppe und 6 % in der Placebo-Gruppe.

$$NNT = \frac{1}{6\%} = \frac{1}{0,06} = 16,666$$

Wenn 17 Patienten mit dem Blutdruckmedikament therapiert werden, zeigt ein Patient Impotenz als Nebenwirkung.

8.7 Statistische Tests

8.7.1 Statistik Software

Die am häufigsten verwendeten Softwares in der medizinischen Biometrie sind SPSS, SAS und STATA.

8.7.2 Häufig verwendete Tests

- Chi2-Test (= Chi-Quadrat-Test = chi-square test = χ^2-Test)
- Fisher Exakt Test
- Student t Test (t-Test)
- ANOVA
- Lineare Regression
- Logistische Regression
- Poisson Regression
- Kaplan-Meier-Kurve
- Log-Rank-Test
- Cox-Regression
- Korrelationskoeffizient
- Cronbachs Alpha
- Cohens Kappa

Tab. 8.4 Vergleich von SPSS, SAS, STATA

	SPSS	SAS	STATA
Bedienungsfreundlichkeit	mittel	mittel/schwer	einfach/mittel
Auswertungs-Möglichkeiten	sehr viel	fast unbegrenzt	sehr viel
Datenverarbeitung	groß	sehr groß	mittel
Programm Auslastung (CPU)	mittel	groß	wenig
Programmierung	ja	ja	ja
Open source	nein	nein	nein
Erweiterbarkeit	schwer	schwer	einfach
Preis	mittel	teuer	günstig
Homepage	www.ibm.com/software/analytics/spss	www.sas.com	www.stata.com

8.7.3 Vergleich von Proportionen

8.7.3.1 Chi-Quadrat-Test

Ziel

- Ein Chi-Quadrat-Test ist ein Test zum Überprüfen der Häufigkeitsverteilung
- Ziel ist es die Unabhängigkeit zwischen zwei kategorialen Merkmalen zu testen
- H0: Proportionen in beiden Gruppen sind gleich = Exposition und Outcome sind unabhängig
- H1: Proportionen in beiden Gruppen sind unterschiedlich = Exposition und Outcome sind nicht unabhängig

Voraussetzung

- Am besten zu testen sind nominal dichotome Variablen
- Beste Voraussetzung ist eine Vierfeldertafel (2 × 2-Tabellen) (Vierfeldertafel =1 Freiheitsgrad)
- Eine ausreichend große Fallzahl sollte vorhanden sein (≥20)
- Ausreichend viele Häufigkeiten in jeder Zelle (>5)
- Kann auch mit 3 × 3, 4 × 4… Tabellen durchgeführt werden, jedoch erschwert dies die Aussage um den Zusammenhang der Variablen

Interpretation

- Der „kritische Wert" liegt bei 3,84 (1 Freiheitsgrad, 1–α = 95 %)
- Wenn der Chi-Quadrat-Test Wert > 3,84 ist, dann wird die Nullhypothese (H0) abgelehnt
- Je nachdem, wie groß der Wert ist, berechnet die Statistiksoftware automatisch den α-Wert
- Der Wert kann auch manuell von der Tabelle abgelesen werden : Zahl der Freiheitsgrade (f) = Zahl der Zeilen – □ Zahl der Spalten – 1

Limitationen

Bei zu kleinen Fallzahlen kann der Test nicht angewendet werden (Fischer Exakt Test verwenden).

Tab. 8.5 Quantile der Chi-Quadrat-Verteilung

	1-α					
f	0,900	0,950	0,975	0,990	0,995	0,999
1	2,71	3,84	5,02	6,63	7,88	10,83
2	4,61	5,99	7,38	9,21	10,60	13,82
3	6,25	7,81	9,35	11,34	12,84	16,27
4	7,78	9,49	11,14	13,28	14,86	18,47
5	9,24	11,07	12,83	15,09	16,75	20,52
6	10,64	12,59	14,45	16,81	18,55	22,46
7	12,02	14,07	16,01	18,48	20,28	24,32
8	13,36	15,51	17,53	20,09	21,95	26,12
9	14,68	16,92	19,02	21,67	23,59	27,88
10	15,99	18,31	20,48	23,21	25,19	29,59

f= Freiheitsgrad, α= Signifikanzniveau

Beispiel

	Variable 1	Variable 2	Variable 3	Variable 4	Variable 5
Patient	Geschlecht	Hypertension	Herzinfarkt		
1	1	0	1		
2	0	1	1		
3	0	1	0		
4	1	0	0		
5	1	0	1		
6	0	1	1		
7	1	0	0		
.	.	.	.		
.	.	.	.		

1= Ja, 0=Nein (beim Geschlecht 1= Mann, 0=Frau)

Hypothese: Männer haben häufiger Herzinfarkt als Frauen.
Chi-Quadrat-Test: Vergleichen der Variable 1 mit Variable 3
$X^2 = 10{,}8$ 11 > 3,84 H0: ablehnen p = 0,001
→ Männer haben häufiger einen Herzinfarkt als Frauen.
$X^2 = 2{,}7$ 2,7 < 3,84 H1: nicht ablehnen p = 0,1
→ Männer haben nicht häufiger einen Herzinfarkt als Frauen.

8.7.3.2 Fisher-Exakt-Test

- Wenn die Fallzahl in einer Zelle < 5 ist, oder die Gesamtfallzahl < 20, wird anstatt dem Chi-Quadrat-Test der Fischer Exakt Test verwendet
- In SPSS wird beim Chi-Quadrat-Test der Fischer-Test gleich mitberechnet (den Wert einfach von der Auswertungstabelle ablesen)

8.7.4 Vergleich von Mittelwerten

Datenverteilung

- Eine Datenverteilung kann mit dem Kolmogorov-Smirnov Test oder Shapiro-Wilk Test überprüft werden
- Bei normalverteilten Daten wird der t-Test verwendet
- Bei nicht normalverteilten Daten werden nicht-parametrischen Tests verwendet:
  - Wilcoxon Test
  - Mann-Whitney-U Test
  - Wilcoxon-Mann-Whitney Test
  - Bei großer Fallzahl (>30 pro Gruppe) kann auch der t-Test verwendet werden

8.7.4.1 t-Test bei einer Stichprobe (Student's t-Test)

Der t-Test für eine Stichprobe testet, ob der Mittelwert der Grundgesamtheit von einem bestimmten, davor festgelegten Mittelwert abweicht.

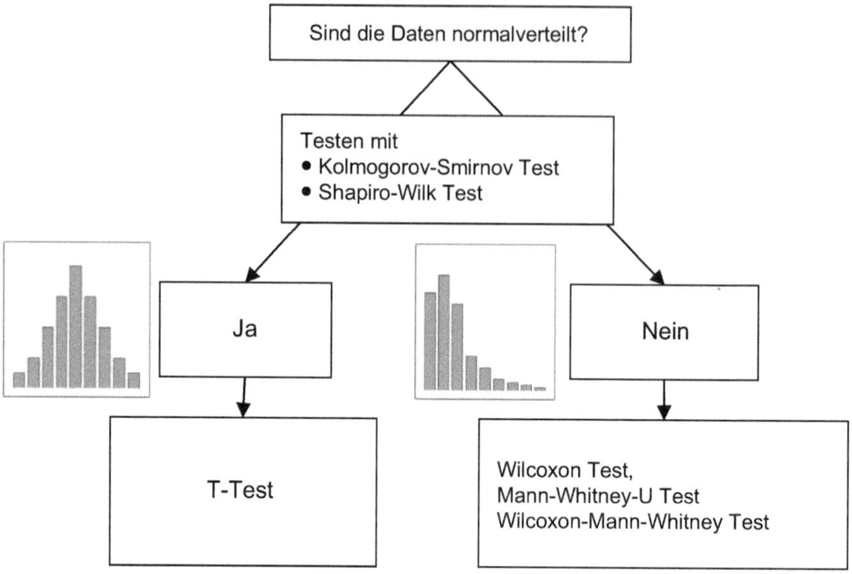

Abb. 8.15 Vorgehensweise für den Vergleich von Mittelwerten

Beispiel
- Komme ich unter normalen Umständen mit 500 € im Monat aus?
- Kostet das Mensa-Essen im Durchschnitt 2,50 €?
- Verbraucht mein Auto durchschnittlich 7 l/100 km?

8.7.4.2 t-Test für zwei unabhängige Stichproben

- Der t-Test für zwei unabhängige Stichproben dient dazu, Gruppen zu vergleichen
- Die Gruppen werden anhand einer Variable gebildet
- Der einfachste Fall ist die Gruppenbildung mit Hilfe einer dichothomen (0, 1) Variable
- Die so erhaltenen Gruppen können dann mit einer metrisch skalierten Vergleichsvariable verglichen werden
- Die Grundannahme aller Vergleichstests lautet immer: Zwischen den Gruppen besteht kein Unterschied
- Für ordinal skalierte Vergleichsvariablen werden andere Testverfahren wie Mann-Whitney-U-Test, Kolmogorow-Smirnow-Test usw. verwendet

H0: Mittelwerte in beiden Gruppen sind gleich
H1: Mittelwerte in beiden Gruppen sind unterschiedlich

Beispiel

	Variable 1	Variable 2	Variable 3	Variable 4	Variable 5
Patient	*Geschlecht*	*Medikament*	*Hypertension*	*Herzinfarkt*	*Systolischer Blutdruck*
1	1	1	0	1	120
2	0	1	1	1	155
3	0	1	1	0	143
4	1	1	0	0	129
5	1	0	0	1	131
6	0	0	1	1	160
7	1	0	0	0	130
.	.	.	.		
.	.	.	.		

1= Ja, 0=Nein (beim Geschlecht 1= Mann, 0=Frau)

Hypothese: Männer haben häufiger erhöhten systolischen Blutdruck als Frauen.
t-Test: Vergleichen der Variable 1 mit Variable 5.

8.7.4.3 t-Test für zwei abhängige Stichproben (gepaarter t-Test)

	Variable 1	Variable 2	Variable 3	Variable 4	Variable 5
Patient	*Geschlecht*	*Hypertension*	*Medikament A*	*Systolischer Blutdruck vor Therapie*	*Systolischer Blutdruck nach Therapie*
1	1	0	1	140	130
2	0	1	0	155	150
3	0	1	0	145	150
4	1	0	1	160	150
5	1	0	1	145	140
6	0	1	0	155	155
7	1	0	1	150	145
.	.	.	.		

1= Ja, 0=Nein (beim Geschlecht 1= Mann, 0=Frau)

Hypothese: Medikament A senkt den Blutdruck.
t-Test: Vergleichen der Variable 3 mit Variable 4 und Variable 5.

8.7.4.4 ANOVA (analysis of variance)

- Für Vergleiche zwischen mehr als zwei Gruppen mit einer metrisch skalierten Vergleichsvariable
- Alternative zum t-Test

8.7.5 Regressionsanalyse

8.7.5.1 Regressionskoeffizient

- Um wie viel erhöht bzw. verringert sich der mittlere Wert der Outcomevariable, wenn sich die Expositionsstärke um eine Einheit erhöht?

- Setzt lineare Beziehung voraus!
- Sagt nichts darüber aus, wie eng die Beziehung ist

8.7.5.2 Lineare Regressionsanalyse

- Die lineare Regression versucht, einen Zusammenhang einer abhängigen Variable durch eine oder mehrere unabhängige Variablen zu erklären
- Bildlich gesehen wird eine Gerade durch die Punktwolke der Messungen erstellt.

Beispiel
Abhängige Variable: Gewicht
Unabhängige Variablen: Körpergröße, BMI, Alter

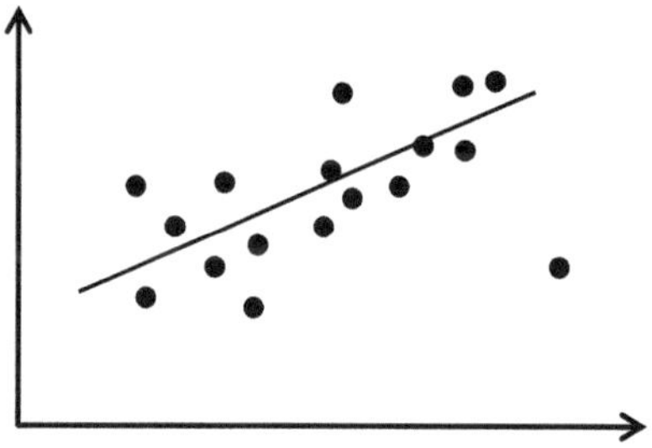

8.7.5.3 Logistische Regression

Die Logistische Regression wird für die Analyse von dichotomen Variablen verwendet

Beispiel
Abhängige Variable: Herzinfarkt [ja/nein]
Unabhängige Variablen: Kaffee [ja/nein], Rauchen [ja/nein]

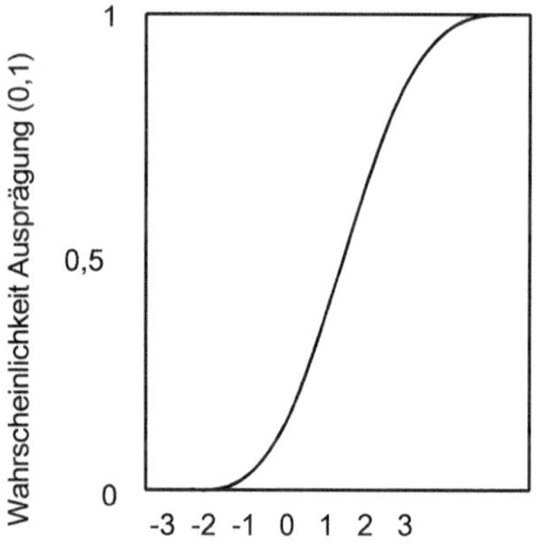

8.7.5.4 Poisson Regression

- Das Konzept der Poisson Regression baut auf dem Prinzip der linearen Regression auf
- Geht von einer Poisson Verteilung aus
- Die abhängige Variable ist eine Anzahl (0,1 …n)
- Anzahl Neuerkrankung, Anzahl Todesfälle, Anzahl von Anfällen, Anzahl von Polypen

Beispiel
Abhängige Variable: Anzahl der Polypen
Unabhängige Variable: Jahr

8.7.6 Überlebensanalysen

- Eine Überlebenszeitstudie besteht aus zwei Zeitabschnitten:
  - Rekrutierungszeit
  - Nachbeobachtungszeit
- Patienten, die zu Beginn der Rekrutierungszeit aufgenommen werden, haben maximale Gesamtbeobachtungszeit
- Patienten, die am Ende der Rekrutierungszeit aufgenommen werden, haben nur eine Mindestgesamtbeobachtungszeit

8.7.6.1 Zensierung

- Die Überlebenszeit eines Individuums ist zensiert, wenn der Endpunkt von Interesse nicht beobachtet wird
- Ist der genaue Todeszeitpunkt (Endpunkt) bekannt, ist es keine Zensierung

Rechts-Zensierung

Loss to follow-up, Drop-Out, Ende der Studie, Tod aufgrund einer anderen Ursache.

Links-Zensierung

Das Ereignis ist zwischen Beginn der Studie und dem 1. Untersuchungstermin eingetreten.

Intervall-Zensierung

Es ist nur bekannt, dass das Ereignis im Intervall A und B eingetreten ist.

8.7.6.2 Kaplan-Meier-Kurve

- Die Kaplan-Meier-Kurve ist eine Überlebenskurve die die Gestorbenen oder drop out (zensiert) berücksichtigt
- Die Kurve ist keine Berechnung sondern nur eine Auflistung nach der Zeit

8.7.6.3 Log-Rank-Test

- Der Log-Rank-Test vergleicht zwei Survival-Kurven
- P-Wert: signifikant oder nicht
- Häufig verwendet um den Effekt einer neuen Therapie bzw. Medikament mit einer Kontrolle zu vergleichen

8.7.6.4 Cox-Regression

- Ein Log-Rank-Test sagt nur ja/nein aus
- Im Gegensatz zum Log-Rank-Test berechnet ein Cox-Regression auch den Zusammenhang
- Hazard Ratio (Hazard Ratio ist ein Vergleichsmaß), P-Wert
- Hazard Ratio: Wenn ein Patient ein Tumorstadium T4 hat, hat er ein x-faches Hazard zu sterben

8.7.7 Korrelationskoeffizient

- Ist ein Maß für die Stärke des linearen Zusammenhangs zweier Variablen
- Eine Korrelation kann ausrechnet werden, wenn Exposure und Outcome beide auf einer kontinuierlichen Skala gemessen werden kann
- z. B. Pearson Korrelation wird mit dem Buchstaben „r" bezeichnet

8.7.8 Übereinstimmungs Messungen

8.7.8.1 Cronbachs Alpha

- Ein Cronbachs Alpha ist eine Bestimmung der internen Konsistenz bzw. der Homogenität eines Assessmentinstruments
- Häufig verwendetes Maß bei einer Testkonstruktion oder Testevaluation

8.7.8.2 Cohens Kappa

- Ein Cohens Kappa misst die Interrater-Reliabilität, also die Übereinstimmung zwischen zwei Ratern (Beurteilern)
- Häufig verwendetes Maß bei systematischen Reviews
- Siehe Kapitel 6.4.1 (➤ Kap. 6.4.1)

8.7.9 Statistische Fehler

8.7.9.1 Regression to the mean

Eine Variable die einen extremen Wert hat neigt in einer späteren Beobachtung dazu, näher am Mittelwert zu liegen, meistens weil ein Zufall einen Einfluss auf die Messgröße hat.

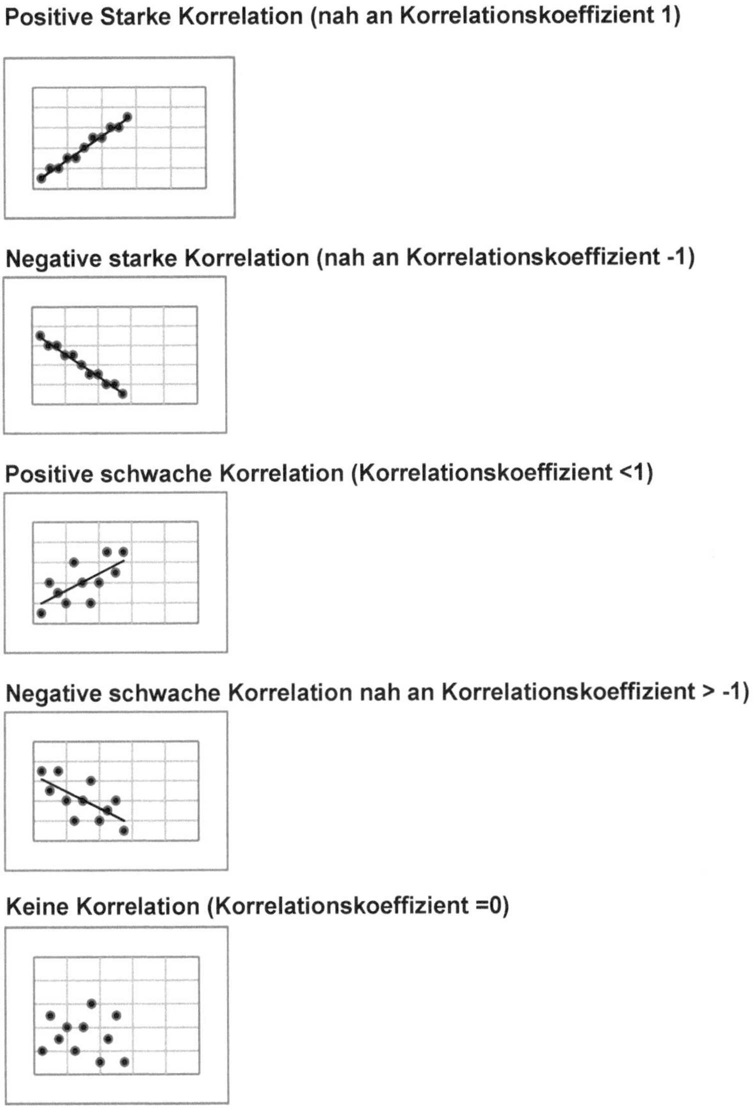

Abb. 8.16 Korrelationskoeffizient als Grafik

Tab. 8.6 Cronbachs Alpha Interpretation

α	**Interpretation der Alpha Werte**
$> 0,9$	Exzellent
$> 0,8$	Gut
$> 0,7$	Akzeptabel
$> 0,6$	Fragwürdig
$> 0,5$	Schlecht
$\leq 0,5$	Inakzeptabel

Tab. 8.7 Cohens Kappa Interpretation

K	Interpretation	
< 0	No agreement	Keine Übereinstimmung
0,0–0,20	Slight agreement	Etwas Übereinstimmung
0,21–0,40	Fair agreement	Ausreichende Übereinstimmung
0,41–0,60	Moderate agreement	Mittelmäßige Übereinstimmung
0,61–0,80	Substantial agreement	Erhebliche Übereinstimmung
0,81–1,00	Almost perfect agreement	Fast perfekte Übereinstimmung

Beispiel

Ein Patient A nimmt an einer Blutdruck-Studie teil. Der Mittelwert von 100 Probanden ist 140/90.
Der Patient A hat in der ersten Messung einen Blutdruck von 180/110.
Die zweite Messung am nächsten Tag misst einen Blutdruck von 150/90 und ist somit näher am Mittelwert der Studie.

8.7.9.2 Multiples Testen

Je mehr Outcomes oder Hypothesen man testet, desto höher ist die Wahrscheinlichkeit, durch Zufall (statistischer Fehler) ein signifikantes Ergebnis zu bekommen. Wenn man einen Test bei allen untersuchten Parametern einer Studie durchführt, erhält man zufällig irgendwann ein signifikantes Ergebnis (multiples Testen).

Vermeidung

- Primäres und sekundäres Outcome vorher genau definieren
- Das primäre Outcome sollte zuerst getestet werden
- Die sekundären Outcomes sollten nicht als Effekt interpretiert werden

Beispiel

Bluthochdruck Medikament A wird auf die Nebenwirkung untersucht.
Hypothese: Medikament A verursacht Hautausschlag im Gegensatz zu Placebo.
Primäres Outcome: Hautausschlag
Sekundäre Outcomes: Herzrasen, Husten, Kopfschmerzen, Schwitzen, Schläfrigkeit, Bein-Ödem, Bauchschmerzen, Rückenschmerzen …
Je mehr sekundäre Outcomes getestet werden, um mehr steigt die Wahrscheinlichkeit, durch Zufall ein signifikantes Ergebnis zu bekommen.

8.8 Daten Darstellung

8.8.1 Allgemein

- Zahlen runden
- Zwei bis drei Nachkommastellen angeben

- Bei Prozentangabe immer die Anzahl (n) mit angeben
- Mittelwerte immer mit Standardabweichung angeben

8.8.2 Häufigkeitsverteilung

- Patientenmerkmale
- Altersverteilung (Mittelwert ± Standardabweichung)
- Geschlechtsverteilung (Prozent, Anzahl)
- BMI (Mittelwert ± Standardabweichung)

8.8.3 Signifikanzwerte

- (p-Wert, unteres KI – oberes KI)
- (RR/OR, unteres KI – oberes KI)

Beispiel

Overall 200 patients were analyzed. Total we included 110 (55 %) male and 90 (45 %) female with a mean age of 51±23 years. Among the 200 patients 174 pathological (2.32±4.12 µg/l) and 26 non-pathological (0.069 ± 0.03 µg/l) serum S100B level were reported. In 16 patients with traumatic brain injury the median levels of S100B was 0.581±0.785 µg/l (r= -0.107, CI 0.824 to 2.232, p<0.001).

8.8.4 Grafik und Tabelle

- Darstellung der Daten auf einen Blick
- Anschaulich, einfach und übersichtlich gestalten
- 2–3 Grafiken in einer Publikation verwenden
- 2–3 Tabellen in einer Publikation verwenden

Referenzen

Jaeschke R, Guyatt GH, Sackett DL. Users' guides to the medical literature. III. How to use an article about a diagnostic test. B. What are the results and will they help me in caring for my patients? The Evidence-Based Medicine Working Group. JAMA. 1994 Mar 2;271 (9):703–7.

9 Zufällige und systematische Fehler

9.1 Zufällige und systematische Fehler

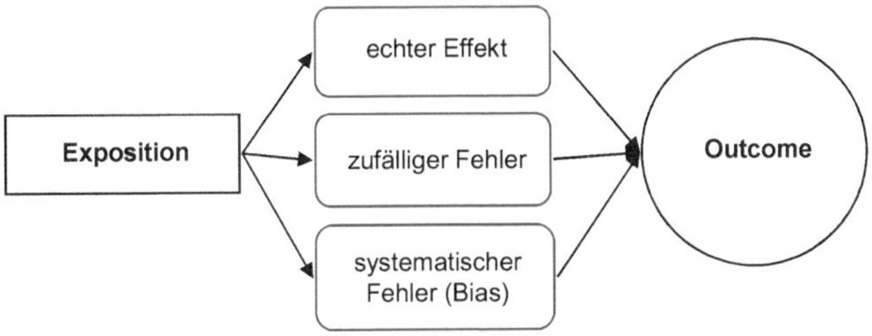

Abb. 9.1 Ursache für Zusammenhang zwischen Exposition und Outcome Effekt

Von der wissenschaftlichen Fragestellung zur Publikation. http://dx.doi.org/10.1016/B978-3-437-31612-8.00009-2

9.1.1 Zufälliger Fehler

Ein zufälliger Fehler ist die Abweichung der Ergebnisse vom wahren Wert, die durch den Zufall bedingt ist.

Tab. 9.1 Vergleich von zufälligen und systematischen Fehlern

Zufälliger Fehler	Systematischer Fehler
Ergebnisse sind nicht präzise	Ergebnisse sind nicht valide (ungenau)
Gleicht sich bei großer Fallzahl aus	Gleicht sich auch bei großer Fallzahl nicht auf

Ursache

- In der Stichprobe bestand eine große Variabilität
- Nicht beherrschbare Einflüsse von außen

9.1.2 Systematischer Fehler (Bias)

Ein systematischer Fehler ist ein Fehler im Design oder Durchführung der Studie, der systematisch die Ergebnisse vom wahren Wert abweichen lässt.

Ursache

- Unterschiedliche Auswahl der Probanden in den Vergleichsgruppen
- Untersucher hatte einen Einfluss auf die Ergebnisse
- Einfluss von außen (z. B Finanzierung)

9.2 Bias

- Ein Bias führt zu einer Assoziation, die falsch ist
- Ein Bias führt entweder zu einer Über- oder Unterschätzung der wahren Wirkung
- Beobachtungsstudien sind besonders anfällig für Bias

9.2.1 Attrition Bias

- Ein Attrition Bias ist ein systematischer Unterschied durch Studienabbrecher
- Er beschreibt den unterschiedlichen Verlust von Studienteilnehmern (loss to follow up, drop out) in den Gruppen

Beispiel: Attrition Bias

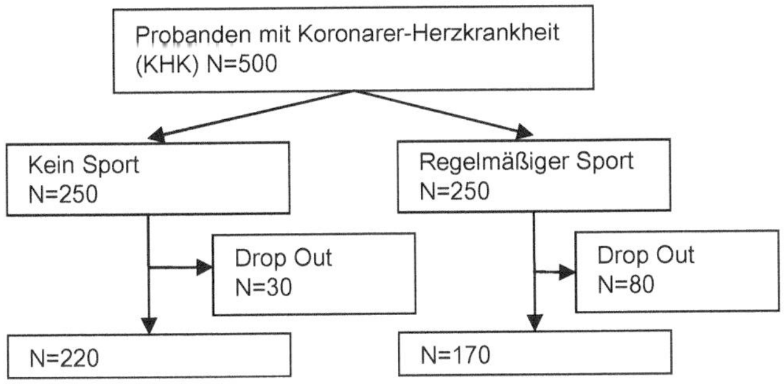

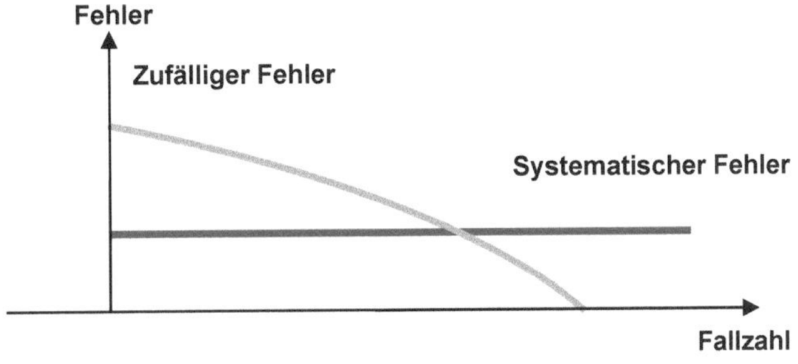

Abb. 9.2 Zufälliger Fehler vs. systematischer Fehler im Zusammenhang mit der Fallzahl

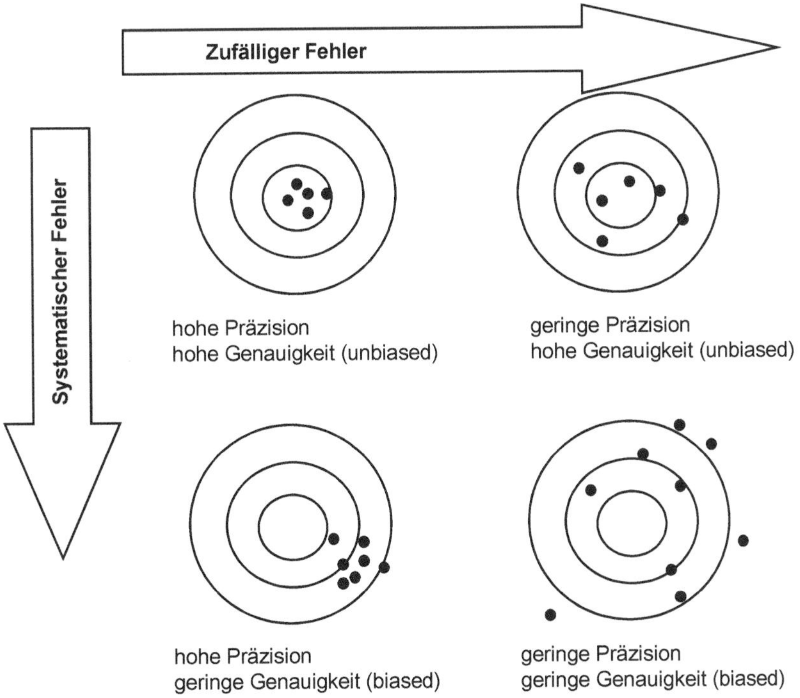

Abb. 9.3 Zufälliger Fehler vs. systematischer Fehler im Zusammenhang mit der Präzision

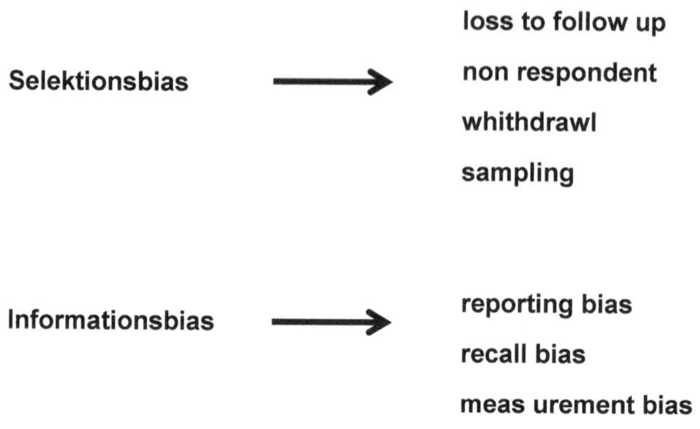

Abb. 9.4 Selektionsbias und Informationsbias

9.2.2 Performance Bias

Ein Performance Bias ist ein systematischer Unterschied in der Behandlung der Gruppen (abgesehen von der Intervention). Gewisse Patienten erhalten im Rahmen einer Studie eine bessere medizinische Versorgung, werden engmaschiger überwacht oder zusätzlich unterstützt.

Beispiel: Performance Bias

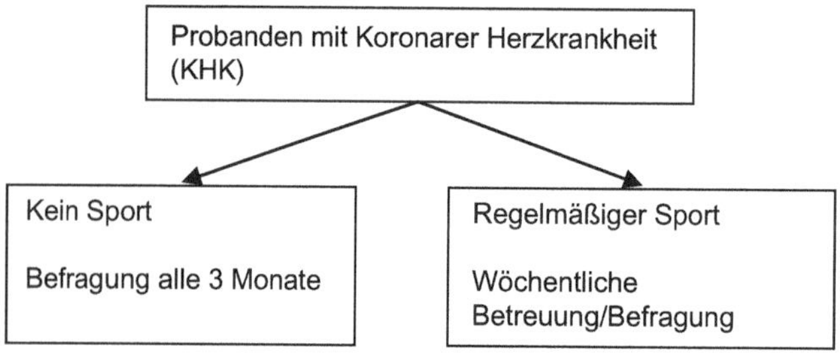

9.2.3 Retrival bias

Ein Retrival Bias ist das nicht vollständige Auffinden der Publikationen beim systematischen Review.

9.2.4 Reporting Bias

- Ein Reporting Bias entsteht bei unterschiedlich ausführlichen Angabe über Exposition/Verhalten/Erkrankung zu den verschiedenen Studiengruppen
- Fälle (mit schwerer oder lang dauernder Krankheit) sind besser dokumentiert: es ist mehr Informationen über die Exposition vorhanden

- Studienteilnehmer verheimlichen unerwünschte oder nicht akzepierte Verhaltensweisen (Drogen, Alkoholkonsum)
- Einige Patientengruppen neigen zur Unterdokumentation (Verhaltensanalyse bei Adipositas Patienten, Rauchen bei Schwangeren)

9.2.5 Recall Bias

- Ein Recall Bias ensteht, wenn Studienteilnehmer mit einer Erkrankung sich häufiger an Ereignisse (z. B. Risikofaktoren) erinnern als Studienteilnehmer ohne Erkrankungen
- Häufiger positive Dokumentation in Studienteilnehmern mit Erkrankungen (Fall-Gruppe) im Vergleich zur Kontrollgruppe
- Fall-Kontroll-Studien sind anfällig für recall Bias

9.2.6 Detection Bias

Ein Detection Bias ist der systematische Unterschied des Outcomes der durch die genauere Beobachtung einer Gruppe hervorgeht
Exponierte Patienten werden im Rahmen einer Studie genauer untersucht und beobachtet hinsichtlich eines Outcomes als nicht exponierte Patienten
In der exponierten Gruppe werden daher mehr Outcomes entdeckt (Krankheiten diagnostiziert)
Ein Detection Bias kann zu Stande kommen, wenn das Studienpersonal nicht verblindet ist.

9.2.7 Funding Bias

Ein Funding Bias ist die Beeinflussung der Ergebnisse durch den Finanzierer (z. b. Pharmaindustrie).

9.2.8 Language Bias

Ein Language Bias liegt vor, wenn in Literaturstudien (z. B. systematische Reviews oder Metaanalysen) nur englischsprachige Studien gescreent und eingeschlossen werden. Die Ergebnisse von systematischen Reviews oder Metaanalysen werden dadurch verzerrt.

9.2.9 Publication Bias

Von einem Publication Bias spricht man, wenn Studien die einen positiven Effekt einer medizinischen Maßnahme nachweisen, häufiger publiziert werden als Studien mit negativen Ergebnissen. Die Gesamtheit der Evidenz wird hierdurch selektiert; sie entspricht dann nicht der Realität.

9.2.10 Research Bias

Ein Research Bias ist die mögliche Verzerrung der Evidenzlage durch Fehlen valider Studien, er entsteht meist aufgrund eines mangelndem markwirtschaftlichen Interesses.

9.2.11 Selection Bias

Ein Selection Bias beschreibt den systematischen Unterschied zwischen den Gruppen, die miteinander verglichen werden sollen. Er entsteht durch die falsche Gruppenauswahl, unterschiedliche drop outs, etc..

9.2.12 Pygmalion Effect

Ein Pygmalion-Effekt tritt auf, wenn der Glaube an den Effekt eines Untersuchers die Studienergebnisse beeinflusst.

9.2.13 Hawthorne Effect

Ein Hawthorne Effect tritt auf, wenn die Probanden wissen, dass sie an der Studie teilnehmen und dadurch den Effekt beeinflussen

Tab. 9.2 Alphabetisch geordnete Bias-Liste, mit Anmerkung im welchen Studiendesign sie häufig sind (Delgado-Rodríguez M 2004)

Specific name of bias	Group of bias	Subgroup of bias (next level to specific name)	Type of design affected
Allocation of intervention bias	Execution of an intervention		Trial
Apprehension bias	Information bias	Observer bias	All studies
Ascertainment bias	Selection bias	Inappropriate definition of the eligible population	Observational study
Berkson's bias	Selection bias	Inappropriate definition of the eligible population	Hospital based case-control study
Centripetal bias	Selection bias	Healthcare access bias	Observational study
Citation bias	Selection bias	Lack of accuracy of sampling frame	Systematic review/ meta-analysis
Competing risks	Selection bias	Ascertainment bias	All studies
Compliance bias	Execution of an intervention		Trial
Confounding by group	Confounding		Ecological study
Confounding by indication	Confounding		Case-control study, cohort study
Contamination bias	Execution of an intervention		Trial, mainly community trials

Tab. 9.2 Alphabetisch geordnete Bias-Liste, mit Anmerkung im welchen Studiendesign sie häufig sind (Delgado-Rodríguez M 2004) (Forts.)

Specific name of bias	Group of bias	Subgroup of bias (next level to specific name)	Type of design affected
Detection bias	Selection bias	Uneven diagnostic procedures in the target population	Case-control study
Detection bias	Information bias	Misclassification	bias Cohort study
Diagnostic/treatment access bias	Selection bias	Healthcare access bias	Observational study
Diagnostic suspicion bias	Selection bias	Detection bias	Case-control study
Diagnostic suspicion bias	Information bias	Detection bias	Cohort study
Differential maturing			Trial
Differential misclassification bias	Information bias	Misclassification bias	All studies
Dissemination bias	Selection bias	Lack of accuracy of sampling frame	Systematic review/ meta-analysis
Ecological fallacy	Information bias		Ecological study
Exclusion bias	Selection bias	Inappropriate definition of the eligible population	Case-control study
Exposure suspicion bias	Information bias	Recall bias	Case-control study
Family aggregation bias	Information bias	Reporting bias	Observational study
Friend control bias	Selection bias	Inappropriate definition of the eligible population	Case-control study
Hawthorne effect Information bias			Trial
Healthcare access bias	Selection bias	Ascertainment bias	Observational study
Healthy volunteer bias	Selection bias	Non-response bias	Observational study
Healthy worker effect	Selection bias	Inappropriate definition of the eligible population	Cohort study (mainly retrospective)
Incidence-prevalence bias (synonym of Neyman bias)			
Inclusion bias	Selection bias	Inappropriate definition of the eligible population	Hospital based case-control study
Lack of intention to treat analysis			Randomised trial
Language bias	Selection bias	Inappropriate definition of the eligible population	Systematic review/ meta-analysis
Lead-time bias	Information bias		Screening study
Length biased sampling	Selection bias	Ascertainment bias	Cross sectional study, screening
Losses/withdrawals to follow up	Selection bias	During study implementation	Cohort study, trial
Mimicry bias	Selection bias	Detection bias	Case-control study
Mimicry bias	Information bias	Detection bias	Cohort study
Misclassification bias		Information bias	All studies
Missing information in multivariable analysis	Selection bias	During study implementation	All studies (mainly retrospective)
Mode for mean bias	Information bias	Reporting bias	All studies
Neyman bias	Selection bias	Ascertainment bias	Cross sectional study, case-control study with prevalent cases

Tab. 9.2 Alphabetisch geordnete Bias-Liste, mit Anmerkung im welchen Studiendesign sie häufig sind (Delgado-Rodríguez M 2004) (Forts.)

Specific name of bias	Group of bias	Subgroup of bias (next level to specific name)	Type of design affected
Non-differential misclassification bias	Information bias	Misclassification bias	All studies
Non-random sampling bias	Selection bias	Lack of accuracy of sampling frame	Observational study
Non-response bias	Selection bias	During study implementation	Observational study
Obsequiousness bias	Information bias	Reporting bias	All studies
Observer expectation bias	Information bias	Observer bias	All studies
Observer/interviewer bias	Information bias	Misclassification bias	All studies
Overmatching	Selection bias	Inappropriate definition of the eligible population	Case-control study
Participant expectation bias	Information bias	Recall bias	Trial
Popularity bias	Selection bias	Healthcare access bias	Observational study
Post hoc analysis	Selection bias	Publication bias	Systematic review/ meta-analysis
Protopathic bias	Information bias		Observational study
Publication bias	Selection bias	Lack of accuracy of sampling frame	Systematic review/ meta-analysis
Purity diagnostic bias	Selection bias	Spectrum bias	Validity of diagnostic tests
Recall bias	Information bias	Misclassification bias	All studies
Referral filter bias	Selection bias	Healthcare access bias	Observational study
Regression dilution bias	Information bias	Regression to the mean	Cohort study, trial
Regression to the mean	Information bias		Cohort study, trial
Relative control bias	Selection bias	Inappropriate definition of the eligible population	Case-control study
Reporting bias	Information bias	Misclassification bias	All studies
Rumination bias	Information bias	Recall bias	Case-control study, retrospective cohort study
Selective survival bias (synonym of Neyman bias)			
Sick quitter bias	Information bias	Protopathic bias	Observational study
Spectrum bias	Selection bias	Ascertainment bias	Validity of diagnostic tests (mainly case-control study)
Survivor treatment selection bias	Selection bias	Ascertainment bias	Cohort study (mainly retrospective)
Susceptibility bias (synonym of confounding)			
Telephone random sampling bias	Selection bias	Non-random sampling bias	Observational study
Temporal ambiguity	Information bias	Cross sectional study,	ecological study
Unacceptable disease/ exposure	Information bias	Reporting bias	Observational study
Underreporting bias	Information bias	Reporting bias	Observational study
Unmasking detection signal	bias Selection bias	Detection bias	Case-control study

Tab. 9.2 Alphabetisch geordnete Bias-Liste, mit Anmerkung im welchen Studiendesign sie häufig sind (Delgado-Rodríguez M 2004) (Forts.)

Specific name of bias	Group of bias	Subgroup of bias (next level to specific name)	Type of design affected
Verification bias (synonym of work up bias)			
Will Rogers phenomenon	Information bias		Prognostic (mainly cohort) study
Work up bias	Information bias		Validity of diagnostic test (retrospective study)

9.3 Confounder (Störgrößen)

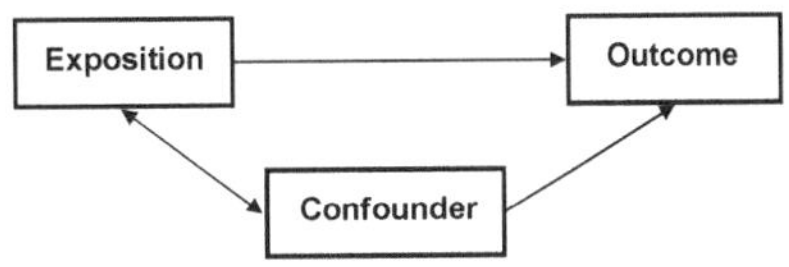

Abb. 9.5 Schematische Darstellung eines Confounders

Ein Confounder beschreibt eine Assoziation, die wahr, aber irreführend ist. Zwei Bedingungen müssen für einen Confounder erfüllt sein:

- Zusammenhang mit der Exposition, ohne eine Folge der Exposition zu sein
- Zusammenhang mit dem Outcome, unabhängig von der Exposition

OR (oder RR) sind in den Untergruppen (Strata) gleich.

Confounder können folgendermaßen kontrolliert werden: Randomisieren, Matching, Stratifikation, spezifische Auswahl der Teilnehmer, stratifizierte Analyse, multivariable Analyse (adjustieren).

Beispiel

Eine Studie untersucht Alkoholkonsum und Herzinfarkt (Hypothese: Alkohol reduziert das Herzinfarkt-Risiko).

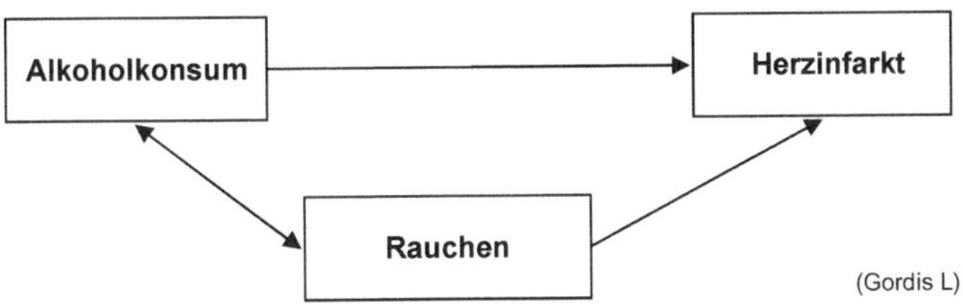

Ergebnis: Die Gruppe die einen höheren Alkoholkonsum aufweist, hat ein erhöhtes Risiko für einen Herzinfarkt.

Grund: Personen mit erhöhtem Alkoholkonsum sind häufiger Raucher.

- Alkohol erhöht nicht das Herzinfarkt-Risiko
- Rauchen erhöht das Herzinfarkt-Risiko
- Alkoholkonsum und Rauchen sind assoziiert

→ diese Assoziation maskiert den wahren Zusammenhang

9.3.1 Kein Confounding

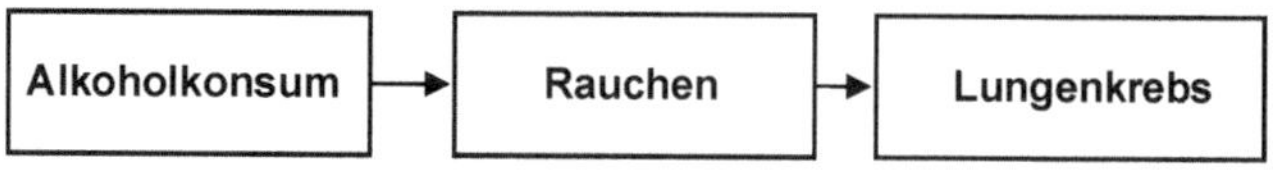

Abb. 9.6 Kein Confounding

Beispiel

Gesamte Population (Rauchen und Schlaganfall)

Gesamt	**Fälle**	**Kontrollen**	**Gesamt**
Raucher	50	150	200
Nichtraucher	65	180	245
Gesamt	115	330	445

$$OR = \frac{a/c}{b/d} = \frac{a \times d}{c \times b} = \frac{50 \times 180}{65 \times 150} = 0{,}92$$

Aufgeteilt nach Geschlecht: Männer

Männer	**Fälle**	**Kontrollen**	**Gesamt**
Raucher	28	131	159
Nichtraucher	5	40	41
Gesamt	33	171	200

$$OR = \frac{a/c}{b/d} = \frac{a \times d}{c \times b} = \frac{28 \times 40}{5 \times 131} = 1{,}71$$

Aufgeteilt nach Geschlecht: Frauen

Frauen	**Fälle**	**Kontrollen**	**Gesamt**
Raucher	22	29	50
Nichtraucher	60	140	200
Gesamt	82	169	250

$$OR = \frac{a/c}{b/d} = \frac{a \times d}{c \times b} = \frac{22 \times 140}{60 \times 29} = 1{,}77$$

$OR_{Gesamt} = 0{,}9$ $OR_{Männer} \approx 1{,}7$ $OR_{Frauen} = 1{,}7$

Geschlecht ist ein Confounder

- höhere Prävalenz der Krankheit (Schaganfall) in Frauen
- die meisten Nichtraucher sind Frauen

9.4 Effektmodifikation/Interaktion

- Von Effektmodifikation spricht man, wenn die Wirkung einer Exposition in den Untergruppen (Strata) verschieden ist
- OR (oder RR) sind in den Strata verschieden

- Am häufigsten treten Effektmodifikationen in Regressionsanalysen auf
- Effektmodifikation ist kein Bias, sondern eine wichtige Zusatzinformation

Beispiel Blutdruck und Herzinfarkt

$OR_{Gesamt} = 1,5$
$OR_{Alter > 60} = 1$
$OR_{Alter < 60} = 2,5$
Gesamt, OR =1,5

Gesamt	Fälle	Kontrollen	Gesamt
Blutdruck >140	80	190	270
Blutdruck <140	130	450	580
Gesamt	210	640	850

Aufgeteilt nach Alter >60; <60
Alter < 60; OR = 1

Alter > 60	Fälle	Kontrollen	Gesamt
Blutdruck >140	45	120	165
Blutdruck <140	90	250	340
Gesamt	135	370	505

Alter > 60; OR =2,5

Alter < 60	Fälle	Kontrollen	Gesamt
Blutdruck >140	35	70	105
Blutdruck <140	40	200	240
Gesamt	75	270	345

Alter ist ein „Effektmodifier"
- die Größe des Effekts von erhöhtem Blutdruck auf das Herzinfarkt-Risiko ist vom Alter abhängig
- ein Alter >60 ist ein größerer Risikofaktor für Herzinfarkt bei Patienten mit einem Blutdruck über 140

Was tun bei Effektmodifikation

Stratifizierung, also Aufteilung der Population nach Merkmalen (➤ 9.7).

9.5 Simpson Paradoxon

Ein Simpson's Paradoxon entsteht, wenn die Ergebnisse der Untergruppen verschieden von der Gesamtgruppe ist.

Vorgehensweise bei eine Simpson Paradoxon

- Getrennte Auswertung in Untergruppen
- Stratifizieren (nach Strata getrennteTabellen erstellen)
- Mantel-Haenszel OR „(ORMH)/Mantel-Haenszel RR" (RRMH) ausrechnen

9.6 Mantel-Haenszel Odds Ratio/relatives Risiko

- Ist ein „kombiniertes“ Odds Ratio/relatives Risiko mit gewichtetem Mittelwert aus den Odds Ratios der einzelnen Kategorien
- Die Gewichte sind von deren Größe abhängen

9.7 Stratifizierung

- Ziel der Stratifizierung ist es, Vergleichsgruppen zu bilden, die in sich homogen sind
- Bei der Stratifikation wird die Population nach Merkmalen (Geschlecht, Alter, Beruf, Bildungsniveau etc.) aufgeteilt, welche bei der Stichprobenziehung berücksichtigt werden sollen
- Problematisch bei zu vielen Variablen (zu viele Strata)
- Gut geeignet für kategoriale Variablen
- Für stetige Variablen: Kategorisierung möglich, aber evtl. „Residual Confounding“ vorhanden, d. h. nicht vollständig adjustiert
- Eventuell geringere Fallzahlen notwendig

Referenzen

Delgado-Rodríguez M, Llorca J. Bias. J Epidemiol Community Health. 2004 Aug;58 (8):635–41.

10 Verfassen eines Manuskriptes und Publizieren

10.1 Ist Publizieren Wissenschaft oder Business?

Wissenschaft

- Das Grundprinzip von Publikationen in der Medizin sollte der für jeden freie Zugang zur Information sein
- Ein Austauch der Informationen führt zum Fortschritt in der Wissenschaft

Von der wissenschaftlichen Fragestellung zur Publikation. http://dx.doi.org/10.1016/B978-3-437-31612-8.00010-9

Kritik

- Publikationen sind oft nicht frei zugänglich
- Ärzte bzw. gesundheitsbezogene Wissenschaftler haben oft nur eingeschränkten Zugriff auf Publikationen

Maß für Karriere

- Anzahl der Publikation oder Impact Factor wird als Maßstab für die akademische Beförderung (Promotion/Habilitation etc.) verwendet
- Es besteht ein ständiger Konkurrenz zwischen Krankenhäusern, Forschungsteams, Professoren und Ärzten
- Aufgrund des hohen Leistungsdrucks werden Studien oft unsachgerecht durchgeführt
- Auch Personen mit mangelndem Fachwissen führen Studien durch

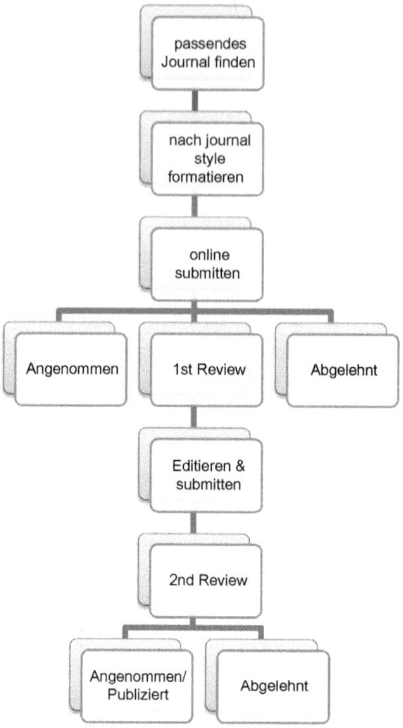

Abb. 10.1 Schematische Darstellung eines Publikationsverfahrens

Einfluss der Verlagsindustrie auf Publikationen

- Selektion von Studien zu einem gerade angesagten Forschungsthema
- Die Verlagsindustrie unterlieg wie auch alle anderen Branchen den marktwirtschaftlichen Regeln sowie dem Prinzip von Angebot und Nachfrage
- Studien, für die kein Lesebedarf besteht, werden nicht publiziert
- Verlage erstellen Pseudo-Journals und veröffentlichen verfälschte Studien
- Zu Marketingzwecken entstehen monatlich neue Journals oder ändern ihren Namen (nicht alle neuen Journals überleben)
- Wenn ein spezifisches Interesse besteht werden Verlagsfirmen (z. B. von Pharma-Firmen) für Publikationen finanziert

Einfluss der Pharma-Industrie auf Publikationen

- Ergebnisveröffentlichung zugunsten des Finanzierers
- Dem Produkt bzw. der Firma schadende Studien werden nicht publiziert
- Verwendung der Studien zu Werbe-/Marketingzwecke
- Nur Studien, die im eigenem Interesse stehen, werden finanziert

Verlagsbusiness

Das Fachzeitschriftenbusiness ist ein lukratives Geschäft mit einer Umsatzrendite von 20–30 % in manchen Verlagen.

Größter Medizin Verlag Elsevier

- Ist ein Bereich von Reed Elsevier PLC und ist das größte Unternehmen in der medizinischen Journal Branche

- Reed Elsevier PLC machte eine Umsatz von 7084 millionen Euro (2010)
- Elsevier besitzt über 2.000 Journals und etwa 20.000 Bücher

Zu Elsevier gehören

- EMBASE Online Datenbank (7,600 biomedical journals von 90 Ländern)
- ScienceDirect Online Datenbank
- MD Consult
- Urban & Fischer Verlag
- Lancet
- Und viele weitere…

Beispiel: In der Kategorie Surgery (Chirurgie) sind folgende renommierte Journals gelistet

Aesthetic Surgery Journal
Annals of Vascular Surgery
Asian Journal of Surgery
British Journal of Oral and Maxillofacial Surgery
Clinics in Plastic Surgery
European Journal of Cardio-Thoracic Surgery
European Journal of Vascular and Endovascular Surgery
European Urology
International Journal of Oral and Maxillofacial Surgery
Journal of Cranio-Maxillofacial Surgery
Journal of Oral and Maxillofacial Surgery
Journal of Pediatric Surgery
Journal of Plastic, Reconstructive & Aesthetic Surgery
Journal of Vascular Surgery
Journal of the American College of Surgeons
Surgery
The Journal of Heart and Lung Transplantation
The American Journal of Surgery

Und viele weitere …

Andere große Verlage

- Springer
- Thompson
- Wolters Kluwer
- Wiley

10.2 Ein passendes Journal finden

10.2.1 Journal (Fachzeitschrift) aussuchen

Für ein Fachgebiet oder Thematik gibt es Hunderte von Journals. Wichtig ist, das passende Journal zu finden, bei dem die Studie eingereicht werden soll.
Wenn die Studie von der Thematik her nicht in das ausgewählte Journal passt, kann das einen Grund für eine Ablehnung darstellen.

10.2.2 Screening

Welche Journals gibt es für meine Thematik?

- In der Bibliothek nach Journals suchen
- Online nach Journallisten suchen
- Nach einem Journal suchen in dem eine ähnliche Studie publiziert wurden
- Mit Kollegen diskutieren
- Mit Fachspezialisten des Gebiet diskutieren

10.2.3 Gutes Journal & Schlechtes Journal

Bei der Einschätzung können folgende Punkte helfen:
- Wie hoch ist der Journal Impact Factor?
- In welchen Datenbanken ist das Journal gelistet?
- Wie oft lesen Kollegen oder Spezialisten das Journal?
- Wie hoch ist die Ablehnungsrate?
- Wie oft wird ein Artikel im Journal zitiert?
- Ist es ein neues Journal oder ein etabliertes Journal?

10.2.4 Impact Factor

- Misst den Angesehenheitsgrad der Fachzeitschrift
- Je höher der Impact Factor, desto angesehener ist eine Fachzeitschrift

Der Impact Factor wird für das jeweilige Jahr nach folgender Formel berechnet

$$\text{Impact Factor} = \frac{\text{Anzahl der Zitate der letzten zwei Jahre}}{\text{Anzahl der Veröffentlichungen der letzten zwei Jahre}}$$

Tab. 10.1 Checkliste für Journal screening

Kriterien	Ja/Nein
Erfüllt der Impact Factor und „Journal prestige" die Erwartungen des Autors?	
Ist das Journal Pubmed gelistet?	
Open access Journal vs. non open accessed Journal	
Hat meine Universität/Einrichtung Zugriff auf das Journal?	
Ist die einzureichende Studie eine Labor oder klinische Forschung?	
Ist die Thematik der einzureichenden Studie ähnlich zum Journal Fokus?	
Ist der Review-Prozess unterstützend (angemessene Kritik, zeitlich)?	
Wie schnell ist das Publikations-Verfahren?	
Gibt es Publikations-Gebühren?	
Kennt man den Journal-Editor?	
Gibt es Interesse die Organisation zu unterstützen die das Journal herausbringt?	

Beispiel

Eine Zeitschrift hat in den Jahren 2010–2011 insgesamt 100 Artikel publiziert.
Im Jahr 2008 wurden Artikel aus dieser Zeitschrift insgesamt 300 mal zitiert.

$$\text{Impact Factor} = \frac{300}{100} = 3$$

Für 2012 errechnet sich für die Zeitschrift ein Impact Faktor von 3,00

Wichtig

Das Journal kann bewusst Veröffentlichungen reduzieren oder die Anzahl der Zitate beeinflussen und somit den Impact Factor steigern.

10.2.5 Verschiedene Journals zu einem Fachgebiet

Tab. 10.2 Verschiedene Cardiologie Journals und deren Impact Factor (2012)

Journal Titel	JCR Data		
	Gesamt Zitate	*Impact Factor*	*5 Jahre Impact Factor*
Circulation	151.045	14,432	14,932
Journal of the American College of Cardiology	69.411	14,293	13,091
European Heart Journal	26.318	10,052	10,085
Circulation Research	42.346	9,504	10,190
Nature Reviews Cardiology	440	7,467	7,467
Internationa Journal of Cardiology	11.529	6,802	4,004
Journal of Heart Valve Disease	1.866	0,927	1,178
Journal of Cardiothoracic Surgery	232	0,908	0,977
Scandinavian Cardiovascular Journal	539	0,895	1,048

Top Impact Factor Journal

Tab. 10.3 Medizinische Journals nach hohem Impact Faktor gelistet (2012)

	Journal Titel	JCR Data			
		Gesamt Zitate	*Impact Factor*	*5Jahre Impact Factor*	*Zitierbare Artikel*
1	CA-A Cancer Journal for Clinicians	9.804	94,333	70,245	18
2	New England Journal of Medicine	22.7679	53,486	52,363	345
3	Annual Review of Immunology	16.100	49,271	46,688	22
4	Nature Reviews Molecular Cell Biology	26.838	38,650	41,578	70

Tab. 10.3 Medizinische Journals nach hohem Impact Faktor gelistet (2012) (Forts.)

	Journal Titel	JCR Data			
		Gesamt Zitate	*Impact Factor*	*5Jahre Impact Factor*	*Zitierbare Artikel*
6	Nature Genetics	76.301	36,377	32,701	178
7	Nature	511.248	36,104	35,248	862
8	Nature Reviews Immunology	21.080	35,196	33.644	70
9	Lancet	155.736	33,633	32,498	271
10	Cell	167.591	32,406	34,931	319
11	Science	469.815	31,377	31.777	862
12	JAMA-Journal of the American Medical Association	117.497	30,011	29,310	233

(Stand: 14. April 2012)

10.3 Verfassen eines wissenschaftlichen Manuskripts

Eine gute Forschung allein ist keine ausreichende Voraussetzung für eine Veröffentlichung. Die Kunst besteht darin, die gesamte Forschung in kompakter Form verständlich und ausführlich niederzuschreiben.

10.3.1 Autorenschaft

- Reihenfolge: Erstautor, Koautor/Zweitautor, Mitautor 1, Mitautor 2..., Senior Autor
- Für eine akademischen Werdegang ist der Erstautor von besonderer Bedeutung
- Die Reihenfolge bereits **vor** Studienbeginn mit Betreuer, Kollege/Kollegin, Mitautor, etc. klären
- In einigen Forschungsgruppen werden bei Gruppenpublikationen statt Einzelnamen nur die Forschungsgruppe genannt, um Streitigkeiten zu vermeiden

10.3.2 Verfassen eines Abstracts

- Ein Abstract soll die wesentlichen Inhalte der Studie auf eine Blick zusammenfassen
- Der Abstract kann je nach Journal-Format ca. 250–500 Wörter beinhalten
- Meistens geben die Journals ein Format vor, diese sind jedoch sehr unterschiedlich
- Für randomisiert kontrollierte Studien sind die CONSORT-Kriterien als Checkliste zu empfehlen

Tab. 10.4 CONSORT-Kriterien für ein Abstract

Item	Description
Title	Identification of the study as randomized
Authors	Contact details for the corresponding author
Trial design	Description of the trial design (eg. Parallel, cluster, non-inferiority)
Methods	
Participants	Eligibility criteria for participants and the settings where the data were collected
Interventions	Interventions intended for each group
Objective	Specific objective or hypothesis
Outcome	Clearly defined primary outcome for this report
Randomization	How participants were allocated to interventions
Blinding (masking)	Whether or not participants, care givers, and those assessing the outcomes were blinded to group assignment
Results	
Numbers randomized	Number of participants randomized to each group
Recruitment	Trial status
Numbers analyzed	Number of participants analyzed in each group
Outcome	For the primary outcome, a result for each group and the estimated effect size and its precision
Harms	Important adverse events or side-effects
Conclusions	General interpretation of the results
Trial registration	Registration number and name of the trial register
Funding	Source of funding

10.3.3 Wichtigkeit eines Abstracts

- Die Wichtigkeit eines Abstracts wird häufig unterschätzt
- Ein Abstract ist neben dem Titel der meist gelesene Teil eines Manuskriptes und auch der, der für einen Leser am leichtesten zugänglich ist
- In vielen Bereichen der Welt haben Ärzte bzw. gesundheitsbezogene Wissenschaftler eingeschränkten Zugriff auf den Volltext (Daten) und somit oft nur Zugang zu den Abstracts
- Für systematische Reviews, Metaanalysen und HTA-Berichte (Health Technology Assessment), die die höchste Stufe in der Evidenz-Hierarchie darstellen, ist der Abstracts von enormer Bedeutung da hieraus der Ein/Ausschluss einer Studie entschieden wird

10.3.4 Verfassen des Manuskripts

- Ein Manuskript sollte die wichtigsten Information (Fragestellung, Studiendesign, Durchführung, Auswertung, Diskussion, Limitation) einer Studie beinhalten
- Es stellt somit die wichtigste Informationsquelle einer Studie dar
- Checklisten oder Skalen helfen beim Verfassen, sich auf die wichtigen Aspekte zu konzentrieren
- Je nach Studiendesign können folgende Checklisten zur Hilfe genommen werden

Tab. 10.5 Statements und Checklisten für Reporting-Quality Verbesserung in Studien

CONSORT	Randomisiert kontrollierte Studien
STROBE	Beobachtungsstudien
PRISMA	Metaanalyse: randomisiert kontrollierte Studien, systematisches Review
STARD	Studies of Diagnostic Accuracy
MOOSE	Metaanalyse of Observational studies in Epidemiology
REMARK	(REporting recommendations for tumour MARKer prognostic studies)
STARLITE	Leitlinien für die Berichterstattung von Literatursuchen. Akronym: Standards for Reporting Literature searches
TREND	Transparent Reporting of Evaluations with Nonrandomized Designs

10.3.4.1 Manuskript Format

Introduction

Hintergrundinformation, Hypothese, Einleitung

Methods

- Studienplanung, Patientenauswahl, Outcomes, Statistik
- ggf. Flowcharts verwenden

Result

- Darstellung der Ergebnisse
- Keine Kommentare oder Beurteilungen
- Abbildung und Tabellen verwenden
- Auf die Genauigkeit der Daten achten

Diskussion

- Zusammenfassen der Hauptergebnisse
- Erklärung der gefundenen Ergebnisse
- Stärken, Schwächen der Studie
- Limitation (Bias, Confounder) der Studie

Conclusion

- Beurteilung der Ergebnisse und Forschungsansatz in der Zukunft
- Kurz gestalten (2–5 Sätze)

Häufige Fehler beim Verfassen eines Manuskriptes

- Zu lange unverständliche Sätze
- Keine Verbindugn zwischen den Paragraphen
- Wiederholen der Daten in „Result“
- Falsche Interpretation der gefundenen Ergebnisse
- Gefundene Ergebnisse werden nicht ausreichend diskutiert

- Irrelevante oder falscher Diskussionsansatz
- Keine Beschreibung der Schwächen (Limitation) der Studie
- Conclusion unterstützt nicht die gefundenen Ergebnisse der Studie
- Fehlende Referenzen

Weiterführende Literatur

Eck JC. Publication rates of abstracts presented at Biennial Meetings of the International Society of Arthroscopy, Knee Surgery and Orthopaedic Sports Medicine. Knee Surg Sports Traumatol Arthrosc. 2005; 13: 426–9.

M.K. Krzyzanowska, M. Pintilie and I.F. Tannock, Factors associated with failure to publish large randomized trials presented at an oncology meeting. JAMA 2003; 290: 495–501.

Ng KH, Peh WC. Writing the discussion.Singapore Med J. 2009 May;50 (5):458–60; quiz 461.

Ng KH, Peh WC.Writing the results. Singapore Med J. 2008 Dec;49 (12):967–8; quiz 969.

Sprague S, Bhandari M, Devereaux PJ, Swiontkowski MF, Tornetta P 3rd, Cook DJ, Dirschl D, Schemitsch EH, Guyatt GH. Barriers to full-text publication following presentation of abstracts at annual orthopaedic meetings. J Bone Joint Surg Am 2003; 85: 158–63.

Scherer RW, Langenberg P, von Elm E. Full publication of results initially presented in abstracts. Cochrane Database Syst Rev 2007; 18: MR000005. Review.

10.3.5 Referenzen

- Das Referenz-Format ist je nach Journal unterschiedlich
- Beim Einreichen eines Manuskriptes sollte das Referenz-Format auf das jeweilige Journal angepasst werden (Informationen finden sich meistens unter „Author Guidelines")

MEDLINE®/PubMed® Journal Referenz-Format

(ANSI/NISO Z39.29-2005 (R2010) Bibliographic References Standard)

- Name: anschließend Komma
- Author Initials: in Großbuchstaben, zwischen den Autoren Komma, anschließend Punkt
- Full title of the article: Anfangsbuchstabe in groß, am Ende Punkt
- Full title of journal: in Abkürzung, Anfangsbuchstabe in groß, anschließend Punkt
- Jahr, Monath und Datum der Pubikation: anschließend Semikolon
- Volume Nummer
- Issue/Part number: in Klammern, anschließend Doppelpunkt
- Seitenzahl: anschließend Punkt
- PMID: ggf. PubMed identifikatuons Nummer angeben

Beispiel

Yoon U, Kwok LL, Magkidis A. Efficacy of lifestyle interventions in reducing diabetes incidence in patients with impaired glucose tolerance: a systematic review of randomized controlled trials. Metabolism. 2013 Feb; 62 (2):303–14. PMID: 22959500

Internet Referenzen-Format

URL (Letzter Zugriffsdatum)

> **Beispiel**
> http://de.wikipedia.org/wiki/Medizin (letzter Zugriff 14.1.2013)

10.3.6 Literaturverwaltende Computerprogramme

- Reference Manager®, JabRef®
- Einfache Verwaltung und Umformatierung der Referenzen
- Alle Journal Referenz-Formate vorgespeichert
- Von PubMed direkt importierbar
- Besonders geeignet in Literraturstudien wie systematischen Reviews or Metaanalysen

10.4 Publikation des Manuskripts

Um das Manuskript zu publizieren muss es dem Journal/Verlag eingereicht werden. Heutzutage beschränken sich die meisten Journals ausschließlich auf die Online-Einreichung von Manuskripten.

10.4.1 Author Guidelines

- Jedes Journal hat unterschiedliche Vorraussetzungen für die Form und Schreibweise eines Manuskripts. Die „Author Guidelines", meistens auf der Homepage zu finden, enthalten die wichtigsten Informationen die der Autor benötigt.
- Auch unzureichende Anpassung kann Grund zur Ablehnung sein
- Daher wichtig: „Author Guidelines" durchlesen und das Manuskript dem Journal-Format anpassen
- Viele Journals verlangen zusätzlich folgende Dokumente:
  - Cover letter
  - Declaration of Authorship
  - Signed statements form everyone listed as author
  - Statement of conflict of interest

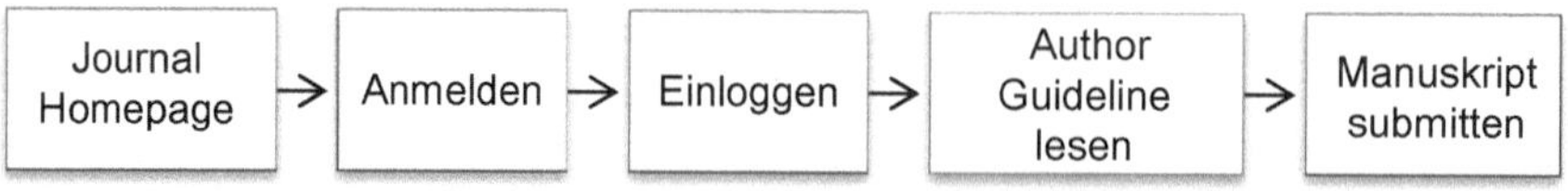

Abb. 10.2 Vorgehensweise, um ein Manuskript bei einem Journal einzureichen

10.5 Peer-Review und Revision

10.5.1 Peer-Review

Das Peer-Review ist die Begutachtung des eingereichten Manuskripts durch Spezialisten des Fachgebietes
Das eingereichte Manuskript wird nach dem Peer-Review Verfahren an 2–3 unabhängige Reviewer geschickt. Diese kommentieren unabhängig das Manuskript. Sind sich alle Reviewer einig, dass das Manuskript nicht für eine Veröffentlichung ausreicht, wird diese vom Journal abgelehnt. Bei unterschiedlichen Meinungen der Reviewer wird meistens noch ein Reviewer zur Beurteilung dazugezogen.

Beurteilungskriterien

(1) Originalität, Methodik und Präsentation
(2) Gesamtbeurteilung (obere 10 %, obere 25 %, obere 50 %, untere 50 %, abgelehnt)
(3) Reviewer Kommentar an den Editor
(4) Reviewer Kommentar an den Autor

Ist das Manuskript akzeptabel, zum eingereichten Zeitpunkt aber noch nicht ausreichend für die Veröffentlichung bearbeitet, wird eine Kommentarliste von jedem Reviewer erstellt. Jeder einzelne Punkt muss gezielt beantwortet bzw. im Manuskript verbessert werden.

10.5.2 Peer-Review Nachteile

Meistens ist der Reviewer anonym. Nicht jeder Reviewer kann alles überschauen und beurteilen. Medizinische Fachleute sind selten klinisch-epidemiologisch oder biometrisch ausgebildet; epidemiologische oder biometrische Fachleute sind selten medizinisch ausgebildet:
Ist der peer review-Prozess objektiv oder subjektiv?

10.5.3 Revision

Das Review-Verfahren wird in der Regel zweimal wiederholt, bis das Journal eine endgültige Entscheidung trifft.

Tab. 10.6 Peer-Review Schwerpunkt der Reviewer je nach Qualifikation

Reviewer	Schwerpunkt
Mediziner	Klinische Schwerpunkte, Diskussion
English ist Muttersprache	Grammatik, Rechtschreibung
Public Health specialist	Public Health relevantes Thema
Epidemiologist	Studiendesign, Durchführung
Statistiker	Statistik
Bibliothekar	Referenzen

Beispiel eines Review-Verfahrens

Reviewer's report Title: Manuscript 1
Version: 1 Date: 1st February 2011 Reviewer: 1
Reviewer's report:

Overall, this is an interesting paper that provides useful information about the quality of abstracts presented in a congress of burn medicine. The research builds on prior work reported by the authors in the literature, and this is a strength, as is much of the study design. Nevertheless, a number of concerns dampen enthusiasm for accepting the paper in its current version. These are listed below.

Major Compulsory Revisions

The number of abstracts analyzed is not clear since the authors mention 259 abstracts in 2000 and 252 in 2008, but they seems to have excluded 81 experimental studies in 2000 and 74 experimental studies in 2008. The percentages are calculated on the total number of abstracts and not on the abstracts analyzed. This should be clarified.

Author response: We clarified this and add in the abstract and result: Overall 511 abstracts (2000: N=259, 2008: N=252) were screened. 13 RCT's in 2000 and 9 in 2008, 77 observational studies in 2000 and 98 in 2008 were included for scoring.

The authors should discuss other tools to assess the quality of abstracts presented in meeting, particularly the rate of subsequent publication in peer reviewed journals.

Author response: The problem was that there was no other tool to assess the reporting quality in abstracts. We discussed this in the limitation part. We didn't mention about the full-text publication rate because this was not the issue in this study.

Minor Essential Revisions

References In some of them the month is mentioned, but not in all. The journal is sometimes underlines. The last page is sometimes in full, sometimes not. Hermonization is needed.

Discretionary Revisions none

Author's response: We reviewed the references.

Level of interest: An article of limited interest

Quality of written English: Needs some language corrections before being published

Statistical review: Yes, and I have assessed the statistics in my report.

Declaration of competing interests: I declare that I have no competing interests

10.5.4 Annahme-Rate

- Hoch angesehene allgemeine Journals 1–20 %
- Fachspezifische Journals 10–30 %
- Andere Fachspezifische Journals 30–50 %
- Neue Journals 40–70 %
- Bezahlte Journals 70–90 %

10.5.5 Gründe für Ablehnung

- Es werden mehr Studien zur Publikation eingereicht als das Journal veröffentlichen kann
- Ein Journal hat Präferenzen, sei es für Labor-Forschung oder klinische Forschung
- Die Forschungsfrage, Thematik oder Methodik passen nicht zum Journal
- Statistik ist fragwürdig, wird nicht als valide interpretiert

- Schlechtes Englisch
- Review Prozess zwischen Reviewer und Author kann das Manuskript nicht so weit verbessern, dass es zur Publikation ausreicht

10.5.6 Ablehnung

- Wenn eine Studie abgelehnt wird, wird meistens nach einem Journal mit niedrigerem Impact Factor gesucht, um es erneut einzureichen
- Erneutes Formatieren nach dem Journal-Format kann für den klinisch tätigen Arzt eine zeitraubende und mühsame Arbeit sein
- Eventuell ein Grund, auf eine Publikation zu verzichten

Weiterführende Literatur

Callahan M, Wears RL, Weber E. Journal prestige, publication bias, and other characteristics associated with citation of published studies in peer-review journals. JAMA 2002; 287: 2,847–285

Tim Albert Winning the Publications Game. Radcliffe Medical Publishing; 2 edition (July 2000) ISBN-10: 1857754719

Tim Albert How to handle authorship disputes: a guide for new researchers http://publicationethics.org/files/u2/2003pdf12.pdf (letzter Zugriff 13.8.2013)

http://www.nature.com/nature/peerreview/debate/index.html (letzter Zugriff 13.8.2013)

Parmley WW. Why did JACC reject my manuscript? Journal of the American College of Cardiology. J Am Coll Cardiol. 2001 Jan;37 (1):323–4.

Wager E. Getting Research Published: An A to Z of Publication Strategy. Radclife Medical Press LTD, 2010

10.6 Präsentation

10.6.1 Abstract-Präsentation

- Größere Anteile von medizinischen Studien werden zuerst in Form eines Abstracts in Konferenzen vorgestellt und erst im weiteren Verlauf als Manuskript publiziert
- Da Konferenz-Abstracts in nur 30–60 % zu einer Publikation führen, ist das vorgestellte Abstract oft die einzige Information einer Studie die verfügbar ist
- Ein Abstract kann als mündliche- oder Posterpräsentation vorgestellt werden
- Ein Abstract kann vom Autor selbst oder von der Fachgesellschaft einer mündlichen- oder Posterpräsentation zugewiesen werden

10.6.2 Mündliche Präsentation (oral presentation)

- Ist die verbale Präsentation eines Abstracts bzw. der Ergebnisse einer Studie auf einer Fachgesellschaft
- Wird häufig von einer Powerpoint-Präsentation begleitet

Tipps für eine Powerpoint-Präsentation

- Faustregel: 1 Folie für 1 Minute Präsentation
- Einfache Formulierungen und Stichwort-Aufzählungen verwenden
- Möglichst viel visualisieren (Grafiken und Bilder verwenden)
- Schriftgröße ausreichend groß wählen
- Folien nicht mit Information oder Text überladen

10.6.3 Posterpräsentation

- Ist die visuelle Präsentation eines Abstracts bzw. der Ergebnisse einer Studie auf einer Fachgesellschaft
- Das Format wird meistens von der Fachgesellschaft vorgegeben, meist DIN A0 Format
- Auf Fachtagungen gibt es meistens eine feste Poster-Session in dem der Autor am Poster Rede und Antwort steht

11 Kritische Literaturbewertung

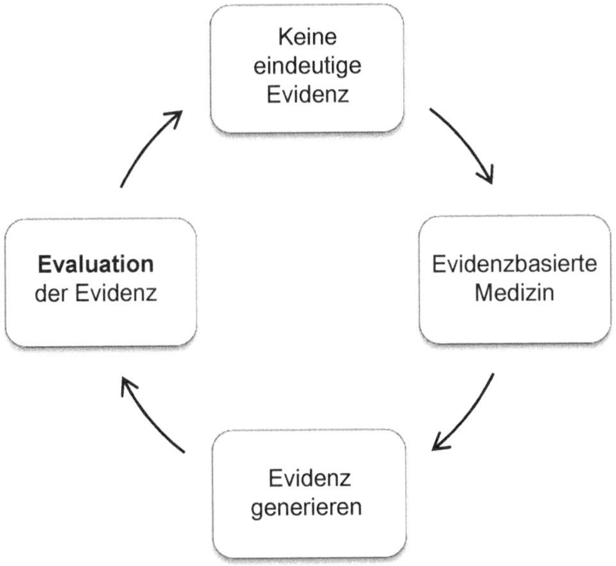

Abb. 11.1 Evidenz-Zyklus

11.1 Nicht alles ist Evidenz

„… some (the purists would say 99 %) of published articles belong in the bin …"
(Greenhalgh 2001)

Von der wissenschaftlichen Fragestellung zur Publikation. http://dx.doi.org/10.1016/B978-3-437-31612-8.00011-0

11.1.1 Kritische Literaturbewertung

1. Die kritische Literaturbewertung ist ein wesentlicher Bestandteil evidenzbasierten Medizin
2. Sie stellt eine systematische Bewertung von Forschungsergebnissen bezüglich Abwägen von Vor- und Nachteilen, Stärken und Schwächen dar
3. Qualitätsbeurteilung mit Skalen und Checklisten
4. Herausfinden schlechter Studien, welche die Evidenz verfälschen
5. Vermeiden von klinischen Entscheidungen, die auf schlechter Evidenz basieren

Was gehört zu einer kritischen Literaturbewertung?

1. Berichtsqualität von Manuskripten zu analysieren
2. Methodisch gute und schlecht Studien zu Unterscheiden
3. Fehlende Sachkenntnisse im Studiendesign zu erkennen
4. Fehlinterpretation zu erkennen und analysieren
5. Einfluss von Finanzierung zu erkennen
6. Anwendbarkeit der Studie in der evidenzbasierten Medizin analysieren

Hohe Qualität einer klinischen Studie

Qualität = Level of Evidence (Studiendesign) + Studienqualität

1. Für eine gute Studienqualität sollte die Studie folgendes haben:
2. Eine klare Fragestellung
3. Den epidemiologischen und biometrischen Standard entsprechendes Studiendesign und -durchführung
4. Eine hohe interne Validität
5. Eine hohe externe Validität
6. Klare Datenanalyse und transparente Darstellung

11.2 Berichtsqualität & methodische Qualität

11.2.1 Berichtsqualität (Reporting Quality)

Für das Erfassen der Berichtsqualität werden das Vorhandensein bzw. die Vollständigkeit von Informationen geprüft, ohne dass der Inhalt dieser Informationen im Hinblick auf die Validität beurteilt wird. Es ist wichtig, über Forschung in transparenter Weise zu berichten um dem Leser so die Möglichkeit zu geben, nachzuvollziehen, was geplant, durchgeführt und herausgefunden wurde und welche Schlussfolgerungen gezogen wurden.

Es ist möglich, dass schlecht beschriebene Studien mit einer guten methodischen Qualität durchgeführt wurden und umgekehrt gut beschriebene Studien mangelhafte methodische Qualitäten aufweisen. Bei fehlenden Informationen kann nicht unterschieden werden, ob etwas im Studiendesign nicht berücksichtigt wurde oder in der Veröffentlichung nicht berichtet wurde. Auch mangelnde Sprachkenntnisse (z. B. bei Forscher, deren Muttersprache nicht Englisch ist) können Einfluss auf die Berichtsqualität haben.

11.2.2 Methodische Qualität (Methodological Quality)

Die Studienqualität bezieht sich auf die Bemühungen, Bias in einer Studie zu minimieren. Um die methodische Qualität zu bewerten, können Merkmale des Designs, der Durchführung und der statistischen Analyse einer Studie herangezogen werden. Allerdings lässt sich die Methodenqualität einer Studie nur dann einwandfrei nachvollziehen, wenn sie klar und transparent beschrieben wurde (gute Berichtsqualität).
Eine gute Berichtsqualität ist daher Vorraussetzung für die Analyse der methodischen Qualität. Die Glaubwürdigkeit einer Studie hängt davon ab, dass Dritte die Stärken und Schwächen von Studiendesign, Durchführung und Auswertung kritisch beurteilen können.

11.2.3 Qualitätsbewertung des Abstracts

Berichtsqualität

Messinstrument: CONSORT for Abstract, Timmer Score (validiert).

Methodische Qualität

Es ist schwer, die methodische Qualität eine Studie anhand des Abstracts zu beurteilen, da ein Abstract meisten auf <500 Wörter begrenzt ist und daher nur die wichtigsten Informationen enthält.
Messinstrument: Timmer Score (validiert)

11.2.4 Qualitätsbewertung des Manuskripts

Berichtsqualität

Tabelle 11.1 führt Statements und Checklisten auf, welche die Berichtsqualität verbessern sollen. Sie können teilweise auch als Messinstrument der Berichtsqualität dienen.

Tab. 11.1 Statements und Checklisten sollen die Berichtsqualität in Studien verbessern

CONSORT	randomisiert kontrollierte Studien
STROBE	Beobachtungsstudien
PRISMA	Metaanalyse: randomisiert kontrollierte Studien, systematisches Review
STARD	Studies of Diagnostic Accuracy
MOOSE	Metaanalysis of Observational studies in Epidemiology
REMARK	(REporting recommendations for tumour MARKer prognostic studies)
STARLITE	Leitlinien für die Berichterstattung von Literatursuchen (Standards for Reporting Literature searches)
TREND	Transparent Reporting of Evaluations with Nonrandomized Designs

Methodische Qualität

Tab. 11.2 Instrumente zur Messung methodischer Qualität

Instrument	Anwendung
Sign 50	Methodology Checklist 1: Systematic Reviews and Meta-analysis Methodology Checklist 2: Randomised Controlled Trials Methodology Checklist 3: Cohort Studies Methodology Checklist 4: Case-control Studies Methodology Checklist 5: Diagnostic Studies
NHS CASP (Critical Appraisal Skills Programme)	12 questions to help you make sense of a diagnostic test study 11 questions to help you make sense of a case control study 12 questions to help you make sense of a cohort study 10 questions to help you make sense of randomised controlled trials 10 questions to help you make sense of reviews
Jadad Scale (Oxford Skala)	Randomised Controlled Trials
IQWIG	Qualitätsbeurteilung: Diagnosestudien

Weiterführende Literatur

Herbison P. The reporting quality of abstracts of randomised controlled trials submitted to the ICS meeting in Heidelberg. Neurourology and Urodynamics 2005;24: 21–4.

Hopewell S, Clarke M, Askie L. Reporting of trials presented in conference abstracts needs to be improved. J Clin Epidemiol 2006; 59: 681–4. 36

Moher D, Jadad AR, Nichol G, Penman M, Tugwell P, Walsh S. Assessing the quality of randomized controlled trials. An annotated bibliography of scales and checklists. Controlled clinical trials 1995; 16 (1) 62–73

Seglen PO. Why the impact factor of journals should not be used for evaluating research. BMJ 1997; 314: 498–50

Timmer A, Sutherland LR, Hilsden RJ. Development and evaluation of a quality score for abstracts. BMC Med Res Methodol. 2003 Feb 11;3:2. Epub 2003 Feb 11

Winker MA. The need for concrete improvement in abstract quality. JAMA. 1999;281: 1129–30.

Referenzen

CONSORT-Statement: www.consort-statement.org (letzter Zugriff: 13.8.2013)

CONSORT for Abstract: Hopewell et al. Better reporting of randomized trials in biomedical journal and conference abstracts. Journal of Information Science 2008; 34: 162–173.

JADAD-Score: Jadad AR et al. Assessing the quality of reports of randomized clinical trials: is blinding necessary? Control Clin Trials. 1996 Feb;17 (1):1–12.Timmer A, Sutherland LR, Hilsden RJ. Development and evaluation of a quality score for abstracts. BMC Med Res Methodol. 2003 Feb 11;3:2. Epub 2003 Feb 11

MOOSE-Statement: Meta-Analyse of Observational Studies in Epidemiology: A Proposal for Reporting (Stromp et al. JAMA 2000)

PRISMA-Statement: Moher D, Liberati A, Tetzlaff J, Altman DG; PRISMA Group. Preferred reporting items for systematic reviews and meta-analyses: the PRISMA statement. BMJ 2009; 339:b2535.

QUOROM-Statement: Improving the quality of reports of meta-analyses of randomised controlled trials: the QUOROM statement (Moher et al. The Lancet 1999)

REMARK-Statement: McShane LM, Altman DG, Sauerbrei W, et al. Reporting recommendations for tumor MARKer prognostic studies (REMARK). Nature Clinical Practice Oncology 2005; 2 (8):416–422.

TARD-Statement: Towards Complete and Accurate Reporting of Studies of Diagnostic Accuracy: The STARD Initiative (Bossuyt et al. Clinical Chemistry 2003)

STARLITE-Statement: Booth A 'Brimful of STARLITE': toward standards for reporting literature searches. J Med Libr Assoc. 2006 Oct; 94 (4):421–429, e205. PMID: 17082834 (PubMed – indexed for MEDLINE)

STROBE-Statement: von Elm E, Altman DG, Egger M, Pocock SJ, Gotzsche PC, Vandonbroucke JP für die STROBE-Initiative. Das Strengthening the Reporting of Observational Studies in Epidemiology (STROBE-) Statement. Leitlinien für das Berichten von Beobachtungsstudien. Internist 2008;49: 688–693

TREND-Statement: Des Jarlais DC, Lyles C, Crepaz N, and the TREND Group. Improving the reporting quality of nonrandomized evaluations of behavioral and public health interventions: The TREND statement. Am J Public Health. 2004;94: 361–366

Yoon U, Knobloch K. Quality of reporting in sports injury prevention abstracts according to the CONSORT and STROBE criteria: an analysis of the World Congress of Sports Injury Prevention in 2005 and 2008. Br J Sports Med. 2012 Mar;46 (3):202–6.

Yoon U, Knobloch K. Assessment of reporting quality of conference abstracts in sports injury prevention according to CONSORT and STROBE criteria and their subsequent publication rate as full papers. BMC Med Res Methodol. 2012 Apr 11;12 (1):47.

12 Anhang: Checklisten und Skala zur Qualitätsbewertung

12.1 Timmer score

Tab. 12.1 Timmer quality scoring instrument for abstract quality

Quality assessment	yes	partial	no	n/a
1. Question / objective sufficiently described?				
2. Design evident and appropriate to answer study question?				
3. Subject characteristics sufficiently described?				
4. Subjects appropriate to the studyquestion?				
5. Controls used and appropriate? **(if no control, check no)**				
6. Method of subject selection described and appropriate?				
7. If random allocation to treatment groups was possible, is it described? (if not possible, check n/a)				
8. If blinding of investigators to intervention was possible, is it reported? (If not possible, n/a)				
9. If blinding of subjects to intervention was possible, is it reported? (If not possible, n/a)				
10. Outcome measure well defined and robust to measurement bias? Means of assessment reported?				
11. Confounding accounted for?				
12. Sample size adequate?				
13. Post hoc power calculations or confidence intervals reported for statistically non-significant results?				
14. Statistical analyses appropriate?				
15. Statistical tests stated?				
16. Exact p-values or confidence intervals stated?				
17. Attrition of subjects and reason for attrition recorded?				
18. Results reported in sufficient detail?				
19. Do the results support the conclusions?				
Sum (items 1-19)				

Scoring: For each applicable item, 0-1 points are awarded (1 if met, 0 if not met). For each item which is not applicable, such as blinding of subjects in observational tirals, items are subtracted from the total possible score. The summary score is calculated by summate the score of each item.

Von der wissenschaftlichen Fragestellung zur Publikation. http://dx.doi.org/10.1016/B978-3-437-31612-8.00012-2

12.2 Jadad Scale

Methodische Qualitätsbewertung für randomisiert kontrollierte Studien, maximal 5 Punkte erreichbar.

Vorteile

- Einfach zu nutzen
- Validiertes Instrument

Nachteile

- Fokussiert hauptsächlich nur auf Randomisierung, Verblindung und Drop-Outs
- Eingeschränkte Beurteilbarkeit einer Studie

Tab. 12.2 Jadad Skala

	Punkte	Beschreibung
Randomisation	1	Wurde die Studie als randomisiert beschrieben
	+1	War die Randomisierung sachgerecht?
	-1	War die Randomisierung nicht sachgerecht?
Blinding	1	Wurde die Studie als doppelblind beschrieben
	+ 1	War die Verblinding sachgerecht?
	- 1	War die Verblindung nicht sachgerecht?
Ausfälle der Probanden (Drop-Out)	1	Wurden Gründe für die Ausfälle der Probanden beschrieben?

12.3 Qualitätsbeurteilung: Diagnosestudien

IQWiG (Institut für Qualität und Wirtschaftlichkeit im Gesundheitswesen)

Tab. 12.3 IQWiG (Institut für Qualität und Wirtschaftlichkeit im Gesundheitswesen) Checkliste Qualitätsbeurteilung

Q1: Was the spectrum of patients' representative of the patients who will receive the Test in practice in Germany?

Q2: Were selection criteria clearly described?

Q3: Is the reference standard likely to correctly classify the target condition?

Q4: Is the time period between reference standard and index test short enough to be reasonably sure that the target condition did not change between the two tests?

Q5: Did the whole sample or a random selection of the sample, receive verification using a reference standard?

Q6: Did patients receive the same reference standard regardless of the index test result?

Q7: Was the reference standard independent of the index test (i.e. the index test did not form part of the reference standard)?

Q8: Was the execution of the index test described in sufficient detail to permit replication of the Test?

Q9: Was the execution of the reference standard described in sufficient detail to permit its replication?

Q10: Were the index test results interpreted without knowledge of the results of the reference standard?

Q11: Were the reference standard results interpreted without knowledge of the results of the index test?

Q12: Were the same clinical data available when test results were interpreted as would be available when the Test is used in practice?

Q13: Were uninterpretable/ intermediate Test results reported?

Q14: Were withdrawals from the study explained?

12.4 CONSORT Statement

Tab. 12.4 Consort Statement: Checkliste für randomisiert kontrollierte Studien

1	**Titel und Zusammenfassung**	Zuordnung zu Therapiegruppen (z.B. randomisierte Verteilung", randomisiert", oder randomisierte Zuweisung").
2	**Einleitung** *Hintergrund*	Wissenschaftlicher Hintergrund und Begründung der Studie
3	**Methoden** *Probanden/Patienten*	Einschlusskriterien der Probanden/Patienten, Studienorganisation und Ort der Studiendurchführung (z.B. im Krankenhaus oder nicht-stationär).
4	*Intervention/Behandlung*	Präzise Angaben zu den geplanten Interventionen jeder Gruppe und zur Durchführung.
5	*Ziele*	Genaue Ziele, Fragestellung und Hypothesen.
6	*Zielkriterien*	Klar definierte primäre und sekundäre Zielkriterien und, gegebenenfalls, alle zur Optimierung der Ergebnis - qualität verwendeten Methoden (z.B. Mehrfachbeobachtungen, Training der Prüfer)
7	*Fallzahlbestimmung*	Wie wurden die Fallzahlen bestimmt und, falls notwendig, Beschreibung von Zwischenanalysen und Kriterien fur einen vorzeitigen Studienabbruch.
8	*Randomisierung* *Erzeugung der Behandlungsfolge*	Methode zur Generierung der zufälligen Zuteilung, einschließlich aller Einzelheiten (wie z.B.-Block-Randomisierung, Stratifizierung).
9	*Geheimhaltung der Behandlungsfolge (allocation concealment)*	Durchführung der Zuteilung (z. B. numerierte Behälter; zentrale Randomisierung per Fax/Telefon). Angabe, ob Geheimhaltung bis zur Zuteilung gewährleistet war.
10	*Durchführung*	Wer führte die Zuteilung durch, wer nahm die Probanden/Patienten in die Studie auf und wer teilte die Probanden/Patienten den Gruppen zu.
11	*Verblindung*	Waren a) die Probanden/Patienten und/oder b) diejenigen, die die Intervention/Behandlung durchführten und/oder c) diejenigen, die die Zielgroßen beurteilten verblindet oder nicht verblindet. Wie wurde der Erfolg der Verblindung evaluiert?
12	*Statistische Methoden*	Statistische Methoden zur Bewertung des primären Zielkriteriums; weitere Analysen, wie z.B. Subgruppenanalysen und adjustierte Analysen
13	**Ergebnisse** *Ein-und Ausschlusse*	Anzahl der Studienteilnehmer fur jede durch Randomisierung gebildete Behandlungsgruppe, die a) tatsachlich die geplante Behandlung/Intervention erhalten haben, b) die Studie protokollgemäß beendeten, c) in der Analyse des primären Zielkriteriums berücksichtigt wurden (Darstellung in Flussdiagramm empfohlen; Beschreibung von Protokollabweichungen mit Angabe von Gründen).
14	*Aufnahme/Rekrutierung*	Nähere Angaben über den Zeitraum der Studienaufnahme der Probanden/Patienten und der Nachbeobachtung.
15	*Patientencharakteristika zu Studienbeginn (baseline data)*	Demografische und klinische Charakteristika aller Gruppen.
16	*Anzahl der ausgewerteten* Probanden/Patienten	Anzahl der Probanden/Patienten (Nenner) in jeder Gruppe, die in die entsprechende Analyse *Probanden/Patienten* eingeschlossen wurden und Angabe, ob es sich dabei um eine Intention-to-Treat" Analyse handelt. Wenn möglich, Angabe der Ergebnisse in absoluten Zahlen (z.B. 10 von 20, nicht 50%)
17	*Ergebnisse und Schätzmethoden*	Zusammenfassung der Ergebnisse aller primären und sekundären Zielkriterien fur jede Gruppe und die *Schatzmethoden* geschatzte Effektgröße sowie ihre Präzision (z.B. 95%-Konfidenzintervall).
18	*Zusätzliche Analysen*	Angabe von weiteren Tests, insbesondere von Subgruppenanalysen und adjustierte Analysen (mit Erklärung, ob sie vorher geplant waren oder nachträglich durchgeführt wurden).
19	*Unerwünschte Wirkungen*	Angabe aller wichtigen unerwünschten Wirkungen oder Nebenwirkungen innerhalb jeder Behandlungsgruppe
20	**Diskussion** *Interpretation*	Interpretation der Ergebnisse unter Berücksichtigung der Studienhypothesen, möglicher Ursachen von Verzerrungen (Bias") sowie Problemen durch multiples Testen und multiple Zielkriterien.
21	*Generalisierbarkeit*	Generalisierbarkeit der Studienergebnisse (externe Validitat).
22	*Bewertung der Evidenz*	Allgemeine Interpretation der Ergebnisse unter Berücksichtigung des aktuellen Forschungsstandes und anderer Publikationen zur untersuchten Fragestellung.

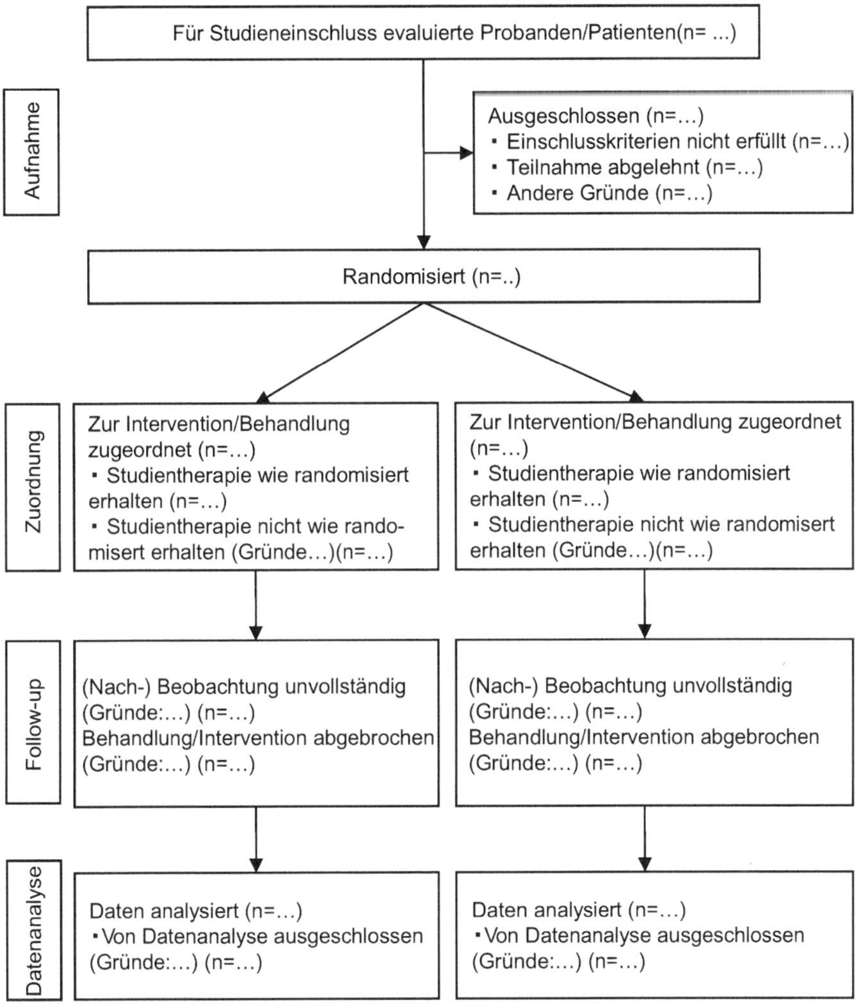

Abb. 12.1 Flussdiagramm für die ein- und ausgeschlossene Probanden/Patienten im Verlauf einer randomisierten Studie (Aufnahme, Zuordnung, Nachbeobachtung und Datenanalyse)

12.5 STROBE Statement

Tab. 12.5 STROBE Statement: Checkliste für Beobachtungsstudien

	Nr.	Empfehlung
Titel und Abstract	1	(a) Machen Sie das Studiendesign imTitel oder Abstract kenntlich, indem Sie dafür einen allgemein gebräuchlichen Begriff verwenden (b) Verfassen Sie für das Abstract eine aussagefähige und ausgewogene Zusammenfassung dessen, was in der Studie gemacht wurde und was herausgefunden wurde
Einleitung		
Hintergrund/ Rationale	2	Erläutern Sie den wissenschaftlichen Hintergrund und die Rationale für die vorgestellte Studie
Zielsetzungen	3	Geben Sie alle spezifischen Zielsetzungen einschließlich der (vorab festgelegten) Hypothesen an
Methoden		
Studiendesign	4	Beschreiben Sie die wichtigsten Elemente des Studiendesigns möglichst früh im Manuskript
Rahmen	5	Beschreiben Sie den Rahmen (Setting) und Ort der Studie und machen Sie relevante zeitliche Angaben, einschließlich der Zeiträume der Rekrutierung, der Exposition, der Nachbeobachtung und der Datensammlung
Studienteilnehmer	6	(a) Kohortenstudie – Geben Sie die Einschlusskriterien, die Herkunft der Teilnehmer sowie die Methoden ihrer Auswahl an; beschreiben Sie die Methoden der Nachbeobachtung Fallkontrollstudie – Geben Sie die Einschlusskriterien und die Herkunft der Fälle und Kontrollen an sowie die Methoden, mit denen die Fälle erhoben und die Kontrollen ausgewählt wurden. Geben Sie eine Begründung(Rationale) für die Auswahl der Fälle und Kontrollen Querschnittsstudie – Geben Sie die Einschlusskriterien, die Herkunft der Teilnehmer sowie die Methoden ihrer Auswahl an (b) Kohortenstudie – Geben Sie für Studien, die Matching (Paarbildung) verwenden, die Matchingkriterien und die Anzahl der exponierten und der nicht exponierten Teilnehmer an Fallkontrollstudie – Geben Sie für Studien, die Matching (Paarbildung) verwenden, die Matchingkriterien und die Anzahl der Kontrollen pro Fall an
Variablen	7	Definieren Sie eindeutig alle Zielgrößen, Expositionen, Prädiktoren, mögliche Confounder und Effektmodifikatoren; geben Sie gegebenenfalls Diagnosekriterien an
Datenquellen/ Messmethoden	8*	Geben Sie für jede in der Studie wichtige Variable die Datenquellen an und erläutern Sie die verwendeten Bewertungs- bzw. Messmethoden. Beschreiben Sie die Vergleichbarkeit der Messmethoden, wenn es mehr als eine Gruppe gibt
Bias	9	Beschreiben Sie, was unternommen wurde, um möglichen Ursachen von Bias zu begegnen
Studiengröße	10	Erklären Sie, wie die Studiengröße ermittelt wurde
Quantitative Variablen	11	Erklären Sie, wie in den Auswertungen mit quantitativen Variablen umgegangen wurde Wenn nötig, beschreiben Sie, wie Kategorien (Gruppierungen) gebildet wurden und warum
Statistische Methoden	12	(a) Beschreiben Sie alle statistischen Methoden, einschließlich der Methoden, die für die Kontrolle von Confounding verwendet wurden (b) Beschreiben Sie Verfahren, mit denen Subgruppen und Interaktionen untersucht wurden (c) Erklären Sie, wie mit fehlenden Daten umgegangen wurde (d) Kohortenstudie – Erklären Sie gegebenenfalls wie mit dem Problem des vorzeitigen Ausscheidens aus der Studie („loss to follow-up") umgegangen wurde Fallkontrollstudie – Beschreiben Sie gegebenenfalls wie das Matching (Paarbildung) von Fällen und Kontrollen bei der Auswertung berücksichtigt wurde Querschnittsstudie – Beschreiben Sie gegebenenfalls die Auswertungsmethoden, die die gewählte Strategie zur Stichprobenauswahl (Sampling strategy) berücksichtigen (e) Beschreiben Sie vorgenommene Sensitivitätsanalysen
Ergebnisse		
Teilnehmer	13*	(a) Geben Sie die Anzahl der Teilnehmer während jeder Studienphase an, z.B. die Anzahl der Teilnehmer, die potenziell geeignet waren, die auf Eignung untersucht wurden, die als geeignet bestätigt wurden, die tatsächlich an der Studie teilgenommen haben, deren Nachbeobachtung abgeschlossen wurde und deren Daten ausgewertet wurden (b) Geben Sie die Gründe für die Nicht-Teilnahme in jeder Studienphase an (c) Erwägen Sie die Darstellung in einem Flussdiagramm
Deskriptive Daten	14*	(a) Beschreiben Sie Charakteristika der Studienteilnehmer (z.B. demographische, klinische und soziale Merkmale) sowie Expositionen und mögliche Confounder (b) Geben Sie für jede Variable die Anzahl der Teilnehmer mit fehlenden Daten an (c) Kohortenstudie – Fassen Sie die Nachbeobachtungszeit zusammen (z.B. Mittelwert und Gesamtzeitraum)
Ergebnisdaten	15*	Kohortenstudie – Berichten Sie über die Anzahl der Zielereignisse oder statistische Maßzahlen (z.B. Mittelwert und Standardabweichung) im zeitlichen Verlauf Fallkontrollstudie – Berichten Sie über Teilnehmerzahlen in jeder Expositionskategorie oder über statistische Maßzahlen der Exposition (z.B. Mittelwert und Standardabweichung) Querschnittstudie – Berichten Sie über die Anzahl der Zielereignisse oder statistische Maßzahlen (z. B. Mittelwert und Standardabweichung)

12.6 SIGN 50 für systematische Reviews und Metaanalysen

Tab. 12.6 SIGN 50 Checkliste für systematische Reviews und Metaanalysen

SIGN	Methodology Checklist 1: Systematic Reviews and Meta-analyses		
Study identification (*Include author, title, year of publication, journal title, pages).*			
Guideline topic:		Key Question No:	
Before completing this checklist, consider: Is the paper a systematic review or meta-analysis? IF NO REJECT (give reason below). IF YES CONTINUE. Is the paper relevant to key question? Analyse using PICO (Patient or Population Intervention Comparison Outcome). IF NO REJECT (give reason below). IF YES complete the checklist.			
Reason for rejection: 1. Paper not a systematic review/meta-analysis ▫ 2. Paper not relevant to key question ▫ 3. Other reason ▫ (please specify):			
Checklist completed by:			
Section 1: Internal validity			
In a well conducted systematic review		In this study this criterion is:	
1.1	The study addresses an appropriate and clearly focused question.	Well covered Adequately addressed Poorly addressed	Not addressed Not reported Not applicable
1.2	A description of the methodology used is included.	Well covered Adequately addressed Poorly addressed	Not addressed Not reported Not applicable
1.3	*The literature search is sufficiently rigorous to identify all the relevant studies.*	Well covered Adequately addressed Poorly addressed	Not addressed Not reported Not applicable
1.4	Study quality is assessed and taken into account.	Well covered Adequately addressed Poorly addressed	Not addressed Not reported Not applicable
1.5	There are enough similarities between the studies selected to make combining them reasonable.	Well covered Adequately addressed Poorly addressed	Not addressed Not reported Not applicable
Section 2: OVERALL ASSESSMENT OF THE STUDY			
2.1	*How well was the study done to minimise bias?* Code ++, +, or		
2.2	Notes. Summarise the authors conclusions. Add any comments on your own assessment of the study, and the extent to which it answers your question.		

12.7 SIGN 50 für randomisiert kontrollierte Studien

Tab. 12.7 SIGN 50 Checkliste für randomisiert kontrollierte Studien

SIGN	Methodology Checklist 2: Randomised Controlled Trials		
Study identification (*Include author, title, year of publication, journal title, pages)*			
Guideline topic:		Key Question No:	
Checklist completed by:			
Section 1: Internal validity			
In a well conducted RCT study.....		1.1.1.1 **In this study this criterion is:**	
1.1	The study addresses an appropriate and clearly focused question.	Well covered Adequately addressed Poorly addressed	Not addressed Not reported Not applicable
1.2	The assignment of subjects to treatment groups is randomised	Well covered Adequately addressed Poorly addressed	Not addressed Not reported Not applicable
1.3	An adequate concealment method is used	Well covered Adequately addressed Poorly addressed	Not addressed Not reported Not applicable
1.4	Subjects and investigators are kept 'blind' about treatment allocation	Well covered Adequately addressed Poorly addressed	Not addressed Not reported Not applicable
1.5	The treatment and control groups are similar at the start of the trial	Well covered Adequately addressed Poorly addressed	Not addressed Not reported Not applicable
1.6	The only difference between groups is the treatment under investigation	Well covered Adequately addressed Poorly addressed	Not addressed Not reported Not applicable
1.7	All relevant outcomes are measured in a standard, valid and reliable way	Well covered Adequately addressed Poorly addressed	Not addressed Not reported Not applicable
1.8	What percentage of the individuals or clusters recruited into each treatment arm of the study dropped out before the study was completed?		
1.9	All the subjects are analysed in the groups to which they were randomly allocated (often referred to as intention to treat analysis)	Well covered Adequately addressed Poorly addressed	Not addressed Not reported Not applicable
1.10	Where the study is carried out at more than one site, results are comparable for all sites	Well covered Adequately addressed Poorly addressed	Not addressed Not reported Not applicable

Section 2: OVERALL ASSESSMENT OF THE STUDY		
2.1	How well was the study done to minimise bias? Code ++, +, or	
2.2	If coded as +, or what is the likely direction in which bias might affect the study results?	
2.3	Taking into account clinical considerations, your evaluation of the methodology used, and the statistical power of the study, are you certain that the overall effect is due to the study intervention?	
2.4	Are the results of this study directly applicable to the patient group targeted by this guideline?	
Section 3: DESCRIPTION OF THE STUDY (The following information is required to complete evidence tables facilitating cross-study comparisons. Please complete all sections for which information is available). PLEASE PRINT CLEARLY		
3.1	How many patients are included in this study? *Please indicate number in each arm of the study, at the time the study began.*	
3.2	What are the main characteristics of the patient population? *Include all relevant characteristics – e.g. age, sex, ethnic origin, comorbidity, disease status, community/hospital based*	
3.3	What intervention (treatment, procedure) is being investigated in this study? *List all interventions covered by the study.*	
3.4	What comparisons are made in the study? *Are comparisons made between treatments, or between treatment and placebo / no*	

12.8 SIGN 50 für Kohortenstudie

Tab. 12.8 SIGN 50 Checkliste für Kohortenstudie

SIGN	Methodology Checklist 3: Cohort studies		
Study identification *(Include author, title, year of publication, journal title, pages)*			
Guideline topic:		Key Question No:	
Before completing this checklist, consider: Is the paper really a cohort study? If in doubt, check the study design algorithm available from SIGN and make sure you have the correct checklist. Is the paper relevant to key question? Analyse using PICO (Patient or Population Intervention Comparison Outcome). IF NO REJECT (give reason below). IF YES complete the checklist..			
Reason for rejection: 1. Paper not relevant to key question □ 2. Other reason □ (please specify):			
Checklist completed by:			
Section 1: Internal validity			
In a well conducted cohort study:		In this study the criterion is:	
1.1	The study addresses an appropriate and clearly focused question.	Well covered Adequately addressed Poorly addressed	Not addressed Not reported Not applicable
Selection of subjects			
1.2	The two groups being studied are selected from source populations that are comparable in all respects other than the factor under investigation.	Well covered Adequately addressed Poorly addressed	Not addressed Not reported Not applicable
1.3	The study indicates how many of the people asked to take part did so, in each of the groups being studied.	Well covered Adequately addressed Poorly addressed	Not addressed Not reported Not applicable
1.4	The likelihood that some eligible subjects might have the outcome at the time of enrolment is assessed and taken into account in the analysis.	Well covered Adequately addressed Poorly addressed	Not addressed Not reported Not applicable
1.5	What percentage of individuals or clusters recruited into each arm of the study dropped out before the study was completed.		
1.6	Comparison is made between full participants and those lost to follow up, by exposure status.	Well covered Adequately addressed Poorly addressed	Not addressed Not reported Not applicable
ASSESSMENT			
1.7	The outcomes are clearly defined.	Well covered Adequately addressed Poorly addressed	Not addressed Not reported Not applicable
1.8	The assessment of outcome is made blind to exposure status.	Well covered Adequately addressed Poorly addressed	Not addressed Not reported Not applicable
1.9	Where blinding was not possible, there is some recognition that knowledge of exposure status could have influenced the assessment of outcome.	Well covered Adequately addressed Poorly addressed	Not addressed Not reported Not applicable
1.10	The measure of assessment of exposure is reliable	Well covered Adequately addressed Poorly addressed	Not addressed Not reported Not applicable
1.11	Evidence from other sources is used to demonstrate that the method of outcome assessment is valid and reliable.	Well covered Adequately addressed Poorly addressed	Not addressed Not reported Not applicable
1.12	Exposure level or prognostic factor is assessed more than once.	Well covered Adequately addressed Poorly addressed	Not addressed Not reported Not applicable
CONFOUNDING			
1.13	The main potential confounders are identified and taken into account in the design and analysis.	Well covered Adequately addressed Poorly addressed	Not addressed Not reported Not applicable
STATISTICAL ANALYSIS			
1.14	Have confidence intervals been provided?		
Section 2 : OVERALL ASSESSMENT OF THE STUDY			
2.1	How well was the study done to minimise the risk of bias or confounding, and to establish a causal relationship between exposure and effect? *Code ++, +, or*		
2.2	Taking into account clinical considerations, your evaluation of the methodology used, and the statistical power of the study, are you certain that the overall effect is due to the study intervention?		
2.3	Are the results of this study directly applicable to the patient group targeted in this guideline?		

12.9 SIGN 50 für Fall-Kontroll-Studie

Tab. 12.9 SIGN 50 Checkliste für Fall-Kontroll-Studie

SIGN	Methodology Checklist 4: Case-control studies		
Study identification (*Include author, title, year of publication, journal title, pages*)			
Guideline topic:		Key Question No:	
Before completing this checklist, consider: Is the paper really a case-control study? If in doubt, check the study design algorithm available from SIGN and make sure you have the correct checklist. Is the paper relevant to key question? Analyse using PICO (Patient or Population Intervention Comparison Outcome). IF NO REJECT (give reason below). IF YES complete the checklist.			
Reason for rejection: Reason for rejection: 1. Paper not relevant to key question □ 2. Other reason □ (please specify):			
Checklist completed by:			
Section 1: Internal validity			
In an well conducted case control study:		In this study the criterion is:	
1.1	The study addresses an appropriate and clearly focused question	Well covered Adequately addressed Poorly addressed	Not addressed Not reported Not applicable
Selection of subjects			
1.2	The cases and controls are taken from comparable populations	Well covered Adequately addressed Poorly addressed	Not addressed Not reported Not applicable
1.3	The same exclusion criteria are used for both cases and controls	Well covered Adequately addressed Poorly addressed	Not addressed Not reported Not applicable
1.4	What percentage of each group (cases and controls) participated in the study?	Cases: Controls:	
1.5	Comparison is made between participants and non-participants to establish their similarities or differences	Well covered Adequately addressed Poorly addressed	Not addressed Not reported Not applicable
1.6	Cases are clearly defined and differentiated from controls	Well covered Adequately addressed Poorly addressed	Not addressed Not reported Not applicable
1.7	It is clearly established that controls are non-cases	Well covered Adequately addressed Poorly addressed	Not addressed Not reported Not applicable
ASSESSMENT			
1.8	Measures will have been taken to prevent knowledge of primary exposure influencing case ascertainment	Well covered Adequately addressed Poorly addressed	Not addressed Not reported Not applicable
1.9	Exposure status is measured in a standard, valid and reliable way	Well covered Adequately addressed Poorly addressed	Not addressed Not reported Not applicable
CONFOUNDING			
1.10	The main potential confounders are identified and taken into account in the design and analysis	Well covered Adequately addressed Poorly addressed	Not addressed Not reported Not applicable
STATISTICAL ANALYSIS			
1.11	Confidence intervals are provided		
Section 2: OVERALL ASSESSMENT OF THE STUDY			
2.1	How well was the study done to minimise the risk of bias or confounding? *Code ++, +, or –*		
2.2	Taking into account clinical considerations, your evaluation of the methodology used, and the statistical power of the study, are you certain that the overall effect is due to the study intervention?		
2.3	Are the results of this study directly applicable to the patient group targeted by this guideline?		
2.4	Notes. Summarise the authors conclusions. Add any comments on your own assessment of the study, and the extent to which it answers your question.		
The following section is provided for non-SIGN users of this checklist and is being developed to conform to the standards set by the Guidelines International Network Evidence Tables Working Group. *Members of SIGN guideline groups do not need to complete this section.*			
Section 3: description OF THE STUDY PLEASE PRINT CLEARLY			
3.1	*Do we know who the study was funded by?*	□ Academic Institution □ Healthcare Industry □ Government □ NGO □ Public funds □ Other	
3.2	*How many centres are patients recruited from?*		
3.3	*From which countries are patients selected? (Select all those)*	□ Scotland □ UK □ USA □ Canada	

Referenzen

Timmer A, Sutherland LR, Hilsden RJ. Development and evaluation of a quality score for abstracts. BMC Med Res Methodol. 2003 Feb 11;3:2. Epub 2003 Feb 11

FSC
www.fsc.org
MIX
Papier | Fördert gute Waldnutzung
FSC® C083411

Kolibri 360 GmbH
Ferdinand-Jühlke-Straße 7
99095 Erfurt, Deutschland
produktsicherheit@kolibri360.de